患者が変わる 医療が変わる 地域が変わる

—脳神経内科医の挑戦—

橋本忠雄
Hashimoto Tadao

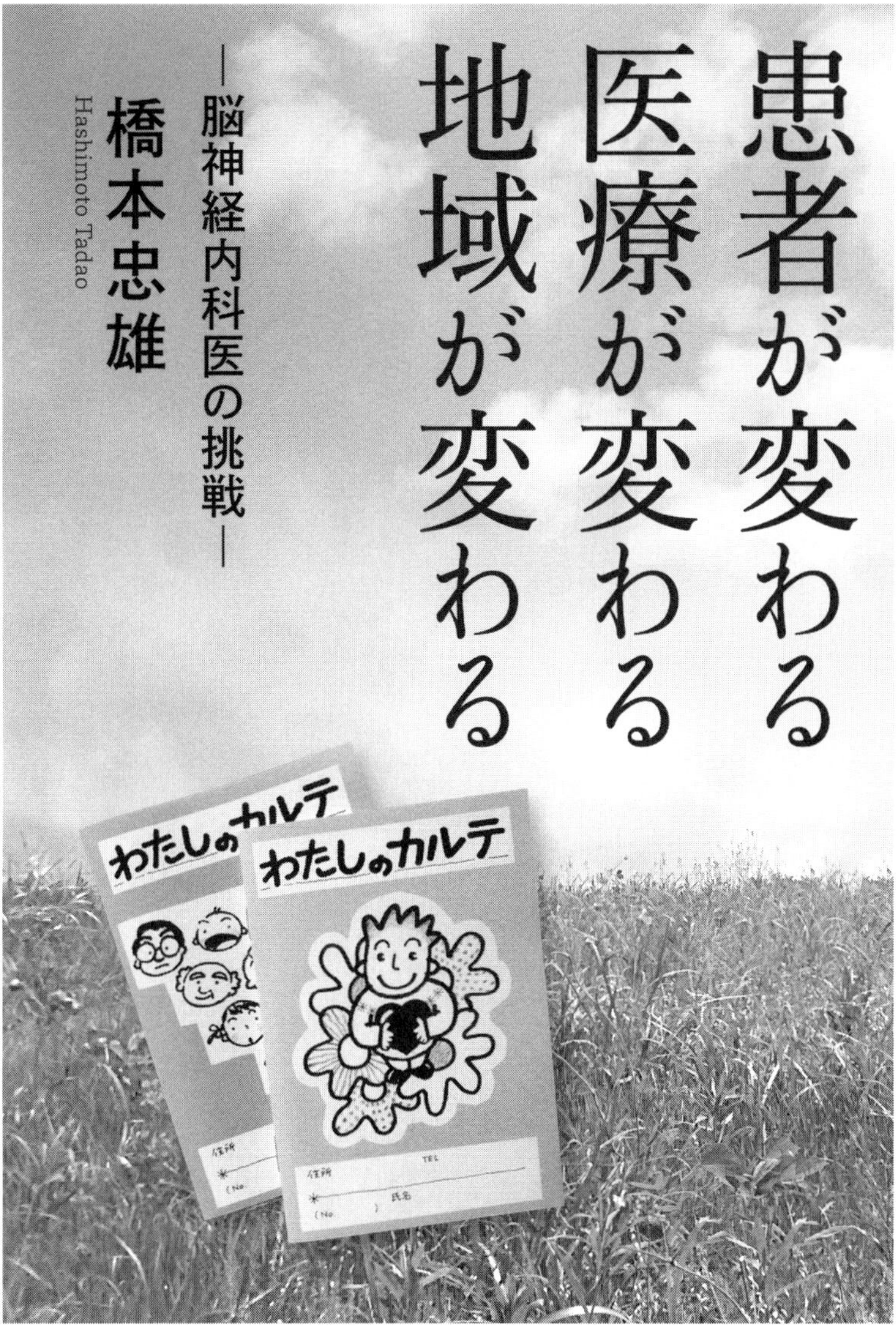

文理閣

木犀の香りとともに始めしは神経学への遙かなる道

この本は、二〇二一年九月一〇日実施の「ひょうごラジオカレッジ」中央スクーリングでの講演内容を元に加筆したものです。

正式名は「兵庫県高齢者放送大学ラジオ講座」。企画・番組協賛は兵庫県と公益財団法人「兵庫県生きがい創造協会」である。学長は加古隆司氏。二〇二〇年度からは、年齢や居住地の要件をなくし、ラジオ講座による学習に意欲のある方なら誰でも受講できる。毎週土曜日朝七時から三〇分間、各分野の著名な講師が様々なテーマで話をされる。年に二回「中央スクーリング」がある。約二〇〇〇名の受講生がおられ、最高齢は一〇五歳である。

まえがき

私は、国立泉北病院の神経内科で研修し、神経内科専門医の資格を取得した後、イギリスに留学して、将来にわたって神経内科の専門医として働くつもりでいました。

しかし、三五歳のとき、地域医療の大切さに目覚め、一九七八年六月一日、大阪府守口市（人口数約一四万人）で「橋本クリニック」を開業しました。

地域医療を始めるにあたって、従来の開業医ではない〝新しい開業医像〟を作ろうと決意し、次の四つの目標を立てました。

1．出かける医療
2．患者さんのすべてに責任を持つ
3．患者さんの最期まで責任を持つ
4．スタッフとともに

四四年間、常にこれらの目標を意識し、ひたすら患者さんの幸せを願って、地域医療に取り組んできました。この間、地域の多くの人たちに支えられ、当初三人ではじめたクリニックは、現在約一〇〇名をこえるスタッフをかかえるまでになっています。

私が地域医療を志したきっかけの一つに、二〇代で最初に体験した医療現場での田尻俊一郎医師（一九二八～二〇〇九）との出会いがあります。田尻先生は、当時大阪市此花区の伝法高見診療所の所長をされていた方でした。

私が五二歳のときに出版した『あなたにカルテを差し上げます』（エピック社、一九九五年）を、田尻先生に謹呈いたしました。その折にいただいたお手紙には、「橋本先生は、患者と心を通わせる優れた診察態度―診療技術といってもよいものをもっている。それは、医師としてもっとも基本的で大切な資質だ」と、書かれており、読み直して涙がでました。

これまで、たくさんの人々に支援をいただいたお陰で、「私が目指した地域医療」に携わってこられたのだと思います。あらためて、私の人生に関わっていただいた皆様方に、心から感謝申し上げます。

なお本の中には、各節に短歌を挿入しています。短歌は当時の私の心模様を表し、その時代をより具体的に表現することができたように思います。

二〇二三年二月一日

著　者

地域医療へのチャレンジ

勤労者通信大学講師　中田　進

「二四時間三六五日、最期まであなたを見守ります。あなたの生活を支えます」

超高齢社会のいま、こんな医療機関が地域にあれば、どんなに心強いことでしょう。

私が紹介したいのは、大阪府守口市にある「医療法人橋本クリニック」です。

先進的な地域医療を展開されており、その活動のひとつとして老人ホーム「YUKURIA（ゆくりあ）守口」があります。「ゆっくり」「あんしん」というのが語源です。

橋本忠雄ドクターが名誉院長で、現在は長男の貴司先生（脳神経内科専門医、内科専門医）が理事長で、次男の和喜先生（整形外科医、脊椎脊髄外科専門医）、理学療法士の雅由先生の三兄弟が協力して、クリニックの運営をされています。

この本は、地域医療にチャレンジされた橋本忠雄先生の先駆的な仕事と人生の物語です。

先生はとてもユニークな人で、医療以外にも色々な活動をされています。その中のひとつが「詠う」ことであり、各章に短歌が散りばめられています。数々の短歌を読んでいるとその場の情景がくっきりと浮かんできます。

例えば、こんな歌があります。

自転車で訪問看護について行けばたった一日で日焼けする腕

看護師さんといっしょに訪問看護をされている先生の姿が、彷彿とされます。

先生は時代に先駆けて、いろんな取り組みをされてきましたが、ふたつのことを紹介したいと思います。

一九八三（昭和五八）年　訪問看護開始
一九八五（昭和六〇）年「わたしのカルテ」を始める

訪問看護には、当時保険点数もなく、開業医の誰もが実践していませんでした。この活動が読売新聞に取り上げられ、その必要性が認識され、一九八八年に保険点数がついたそうです。

患者と医療情報を共有する「わたしのカルテ」は、その実践によって患者が変わっていきました。病気に対して主体的に取り組めるようになったのです。これは当時マスコミで大々的に報道されました。先生の活動は、医療情報の開示という世の中の変化に貢献したのだと思います。

今では薬局で「おくすり手帳」をもらったり、医療機関で検査結果をもらうのは、普通のことになりましたね。

この二つの例を見ただけで、先生の活動が日本の医療に及ぼした影響が見てとれるかと思います。

この本には、医療だけではなく、先生の文化的な取り組みも報告されています。

コスタリカ、インド、ブータン、ケニア、ブラジルなどの世界を旅する見聞録はわくわくします。歴史と現実、日本との対比も勉強になりおすすめです。

エッセイスト、落語家としての活躍も素晴らしいです。

患者さんへの愛、スタッフへの愛、そして家族への愛が、橋本先生の心のなかに溢れるほどあります。医療・介護の世界では知識や技術はもちろんですが、その基本に「愛」が求められています。看護師をはじめ、保育士、介護士など、いま社会的に注目されているエッセンシャルワーカーのみなさんに本当の「愛」とは何かを、本書から学んでいただきたいと思います。いやなによりも、国や地方の医療・介護の分野の行政を担当されているみなさんにも、ぜひ本書から学んでいただきたいと思っています。

地域医療の先駆性・革新性に注目

元・大阪府保険医協会事務局長　原　文夫

〝現代地域医療の先駆者〟として尊敬する橋本忠雄先生の「自叙伝」とも言うべき本書の上梓《じょうし》に、私は感慨とともに一つの時代の区切りを感じています。

私は大阪の医師団体・保険医協会の職員として、多くの開業医と接し、医療を守る様々な取り組みに関わり、沢山の医師たちが日夜奮闘している様子を見聞きしてきました。その中でも鮮烈な印象を持った一人が橋本忠雄先生でした。

橋本先生は医師としての進路を、患者の暮しの見える場所で、患者に寄り添い医療を行う〝新しい開業医〟として生きようと決心し、一九七八年に開業されました。開業と同時に保険医協会に入会され、私も先生を知るようになり、すぐにその先駆性・革新性に注目することとなりました。〝新しい開業医像〟は「四つの目標」即ち、①出かける医療　②患者さんのすべてに責任を持つ　③患者さんの最期まで責任を持つ　④スタッフとともに、でした。橋本クリニックのその実践は本書にあるとおりです。

一九八三年、ある出版社から『日本の開業医』という本の出版計画が持ち込まれ、私に大阪の先進的な開業医の紹介を依頼されました。まず浮かんだ一人が橋本先生でした。私は橋本クリニックを取材させていただき、原稿にしましたが、残念ながら出版社の不測の事情で、陽の目を見ませんでした。

しかし橋本先生の掲げた「出かける医療」は医療界に大きな影響を及ぼします。保険医協会の全国組織・全国保険医団体連合会が一九八四年に、これからの開業医が目指すべき課題の一つとして「待つ医療から出かける医療へ」のスローガンを打ち出したのです。

また私が驚いたのが、一九八五年から「わたしのカルテ」を作って患者さんに渡していたことでした。患者自身が病気の状況を理解し、医師の助けを借りて回復を目指す、この共同の営みこそが医療の本質であり、「わたしのカルテ」はそのツールとなりました。先生の取り組みは、改めて医療の主体は誰なのかを社会に示し、また日本の医療界に大きなインパクトとなりました。

先生は、医学の研さん、医療や平和を守る運動、さらに詩歌を作るなど文化活動も大切にされ、それらは先生が目指す医療と不可分だったと思われます。先生の取り組みの到達は、開業時の四つの目標を貫き通したものだったと改めて思います。

本書はきっと多くの人々に生きる勇気や希望を与えることでしょう。患者さんはもちろん、これから医療や看護や介護を目指す若い人たちにも読んで頂いて、先生の揚げられた理念が次世代にも引き継がれていくように願わずにはおれません。

橋本忠雄先生に出会って

橋本クリニック地域連携部部門長　鈴木美和子

「やあ！　やあ！　ご苦労さま。ご苦労さま」朗らかな忠雄先生に、医療知識も経験もない私が初めて出会ったのは面接のとき、二〇〇〇年四月介護保険制度が開始された年でした。

このとき、橋本クリニックがどのような医療に取り組んでいるのか、先生がどんな人なのかも全く知りませんでしたが、入職時にいただいた『橋本クリニック物語』を読んで「きっと自分はここで役に立つ、長く働き貢献したい」とワクワクしていました。しかし出勤初日は、電話が鳴りっぱなしで患者さんの途絶えない受付に呆然と佇《たたず》み、「手が足りない！　千手観音でも足りない！」と焦っていたことを懐かしく思い出します。

数日後、初めて先生の往診に同行させて頂きました。朝から四〇数名の患者様を診た後に、一〇件以上もの往診先にご自身で運転し、注射、採血までされていました。フロントガラス越しの空が黄昏《たそがれ》色に変わる頃、車内で聞いた患者さんとの想い出話はとても美しいものでした。歌人でもある先生は、本書の中で、日常診療をめぐる様々な思いや情景を、短歌に綴《つづ》られていて、短歌のことはよくわからない私でも、その言葉ひとつひとつが優しく心に響き、時に生々しく、生きた言葉に思わず「はっ」とすることもあります。

先生は相手のことをよく観察され、常に相手の立場になって物事を考えておられます。相手はどんな人なのか、どんなことを考えているのか、どう話せば相手に伝わりやすいのか、どうすれば相手の手助けができるのか、常に相手目線に立つということが基本的な考え方であり、そのことが「患者本位の医療」へ繋《つな》がっているのだと思います。

そして職員のことはいつも気に掛けておられ、大切にされています。職員を信頼し仕事を任せられて、研究発表や雑誌への投稿をするようにと、勧めて下さいます。そして、「上出来や！」と誉めてくださいます。「誉め上手」な先生なのです。患者さんにも「うちの職員ええやろ」と嬉しそうに話されています。もちろん厳しさもあり、朝、診察が始まる前に机の上やベッドカバーに汚れや歪《ゆが》みがあると、看護師に直させてから診察を始められます。往診に同行した新入職員は「きちんとスリッパを揃えなさい」と、叱られたこともありました。私は患者様宅へ訪問する際の作法や、クリニックに患者様を迎え入れる際の心構えや挨拶ひとつをとってみても、先生のような振る舞いが自然に出来るような職員になりたいと思ってきました。

私は二二年という長い歳月をクリニックで過ごし、現在は外来に携《たずさ》わりながらケアマネジャーとしても働いています。月に一度患者様宅を訪問するのですが、靴やスリッパはもちろん揃えますし、冬であれば上着を脱いで軽くたたんでから挨拶をします。そしてお仏壇へ向かい、自然と手を合わせます。そうするように指導されたことは一度もありませんが、それらは先生の背中から教わったことのひとつです。患者さんがたは私の訪問を楽しみにして待っておられます。これも橋本クリニックの理念を深く理解した職員であるからこそだと心から誇りに思っています。

先生は朝礼で色々な話をして下さいます。それは医療のことのみならず、原発再稼働や沖縄の基地問題、カジノ反対の署名活動、核兵器禁止条約、総選挙、また私たちが全く知らない旧優生保護法の裁判などについても話をされます。

そういう社会の動きを認識しながら仕事をしなさいと言われているのだと思います。「本当に必要な知識や行動は何であるのか」「思いやりとは、優しさとは相手を尊重し認め合おうとすることではないか」と考えることができるようになったのは、「教え上手」な先生のお蔭です。

そんな先生が、最近は自宅で家庭菜園をされているとのことでゴーヤをいただきました。それは新鮮で口当たりもお味も良く、本当に感動しました。この度、本書の出版にあたり推薦文を依頼され、ゲラ刷りを最後まで読み終えたとき、本書に込められた珠玉のような月日の光景とゴーヤの味と先生の笑顔が一緒に浮かんできて、その内容がより一層深く心に浸みました。

四四年前に開業した橋本クリニックでは、今日も医療を支える人々と患者さんとの間で、毎日生き生きとしたドラマが展開されています。その歴史に深く携わり、「橋本クリニックの職員です！」と胸を張って言える自分に成長させていただいたことに心から感謝しています。

本書は、医療関係者のみならず、看護や介護に携わっている人々に、そして患者さんだけではなく、歌人の方々にも読んで頂ければ、幸いです。

目次

I

進路の選択

「サラリーマンは君には無理だ」と教師のひとこと医学部への道
入試の朝卵をふたつ割って母が作ってくれたあのハムエッグ

私の父と母は、若い頃に通っていたキリスト教会の牧師さんの紹介で、結婚したそうです。

実家は、父が薬局を経営し、母は助産師として働いていました。

父は義通《よしみち》という名前でした。祖父からいつも〝正しい道を歩みなさい〟と、言われて育ったとのことでした。父は曲がったことが嫌いで、いつも弱い人の味方であり、差別を許さない人でした。

薬局の前を白杖《はくじょう》の人が通ると、店から出て行ってその人の手助けをしていました。

私は子ども心に、父はなんという正しい人だと、心から尊敬していました。

母の名前はふぢで、頭の良いしっかりした人でした。助産師として地域の人からとても信頼され、忙しくしていました。

当時は、貧しい人も多く、出産費用を払えない人もあったのですが、そのような家には、オムツを縫《ぬ》って持って行っていたようです。

そんな環境で育ったものですから、病気や出産の話はよく聞いていました。

そして、自分も将来は医者になって、弱い人を助けるんだと、小学校の卒業文集に書いたことを覚えています。

しかし、私が高校生の頃（一九五九〜一九六一年）、日本は高度経済成長の時代に突入し、理科系の男子は工学部に行くのが当たりまえのような雰囲気でした。

私も小学校の時に、医者になると作文に書いたことも忘れてしまって、当然自分も工学部に進学するものと思っていました。

そんな折、三年担任の藤田五郎先生が、両親を呼び出し「橋本君は医学部に進学させた方がいいですよ」と、言われたのです。

もし、先生が医学部を勧めてくれなかったら、私は全く違った道を歩んでいたことだろうと思います。先生には、本当に感謝しています。

一　卒業した頃

大学に聖《セント》と呼ばれる男がいて僕は尋ねた〈生きる意味とは〉

入局も国家試験もボイコット沸《わ》き立つ教室に醒《さ》めていた僕

民青と民学同が対立し僕は狭間《はざま》で聖書を読んでた

私が卒業した一九六八（昭和四三）年は「大学闘争」（＊1）が盛んな時代で、医学生たちは「インターン制度廃止」「入局拒否」「国家試験ボイコット」「博士号ボイコット」などを掲げて闘っていました。日常的に学内集会がもたれ、近畿医務局の前でフランスデモをした記憶があります。

（＊1）一九六〇年代は、戦後日本の歴史のなかで社会運動がとくに盛んになった時期である。その中で、学生運動は大きな存在感を持っていた。一九六〇年代後半には、ベトナム戦争や一九七〇年に迫っていた日米安保条約改定に対する反対運動が沸き起こった。そして全国の大学キャンパスを舞台に学園闘争が頻発した。

私は、卒業に当たり人間を全体として統一的に理解できる医師になりたいと思っていました。だから、眼科や耳鼻科ではなく、内科か精神科に行くつもりでした。

しかし、親友のうち、ひとりは脳外科に、そしてふたりは精神科に行くと決めていたので、私は違った方面から人間を理解しようと思い、内科に行くことにしました。

しかし、当時は「入局はしない」という方針でしたので、医局に入らずに第一内科、第二内科、第三内科を順番にローテートしながら研修をするという形をとっていました。

二　耳原総合病院での研修

研修ではじめて受け持つ肺炎の乳児の部屋に三日泊まりぬ

貧しさゆえ肺炎になりし児の傍《そば》で乳つくりオムツを替える深夜

「ぼくはもう助からないです」青年は水の溜《た》まれる腹を見せたり
死はもはや避けえぬものか腹水で大きく張りし腹に触れたり
専門家も匙《さじ》を投げたるこの病気助けんとして図書館に行く
手術室に入る前夜は灯をともし外科結紮《けっさつ》の練習しており

学生の中には大学よりも市中病院で研修した方が実地の力がつくのではないかという意見が強くあり、同級生がふたり堺市の耳原総合病院（＊2）に研修に行くことになりました。第二内科におられた優秀な医師が、その病院に赴任《ふにん》されるので、ついて行くということでした。そして私も、彼らより一年後の二五歳の時にその病院で、研修をすることにしたのです。最初の数カ月は、小児科で、その後は内科の研修でした。

（＊2）全日本民医連傘下の西日本最大規模の病院。当時は、一一七床の小さな病院であったが、二〇二一年現在のベッド数は三八六床である。

ところが、働き始めて一年経った頃でしょうか、不思議な症状の患者さんを受け持ったのです。真っ直ぐに歩けずに、だんだん左に傾いて行って階段から落ちてしまうという症状でした。

なんの病気か分からないので、病院中の医師が、内科だけではなく、外科、整形外科、眼科、耳鼻科のドクターたちも診てくれましたが診断がつきません。
そこで、堺の国立泉北病院（＊3）に阪大の先輩で、神経内科（＊4）の名医である湯浅亮一先生（＊5）がおられると聞いたので、その先生に診てもらうことにしました。

（＊3）堺市の泉北ニュータウンの開発に合わせて、昭和四六（一九七一）年に設立された国立病院で、高度医療を担当していた地域の中心的医療機関。ベッド数五〇〇床（一般病床四四〇床　結核六〇床）の総合病院。

（＊4）脳から脊髄、末梢神経、筋肉に至る神経系の病気を診る科。心療内科と間違われるので、最近では脳神経内科とも呼ばれている。

（＊5）（一九二七年―）神経内科の臨床・研究の第一人者で、「認知症を伴う筋萎縮性側索硬化症」を報告した脳神経内科医。国立泉北病院院長、市立堺病院名誉院長を歴任。

患者さんと湯浅先生のいる国立泉北病院を訪問しました。先生はハンマーや筆、ピン、音叉などを使い、丁寧に診察されました。約三〇分も経ったでしょうか。先生は、こう言われたのです。「これはBasilar Impression（頭蓋底陥入症）（＊6）です」。
驚きました！　耳原病院の医師が診て分からなかった病気が、三〇分診るだけで正確な診断が出てきたのですから。それに、Basilar Impression なんて病名、聞いたこともなかったのです。

（＊6）頭蓋底陥入症。第二頸椎の歯状突起が大後頭孔内に突出して、頭蓋内に入り込んでいる病的な状態。短頸で、小脳、脳幹、下位脳神経、および脊髄の障害を起こす。頭蓋内圧亢進を伴うこともある。

それからは、診断のつかない患者は、湯浅先生に診てもらうことにしました。相談に行く度に先生は、約三〇分かけて丁寧《ていねい》に診察をされ、そしていろんな病名が先生の口から告げられるのでした。例えば、パーキンソン病、脳腫瘍、変形性頸椎症、硬膜下血腫、脊髄小脳変性症、脳梗塞、筋萎縮性側索硬化症、多発性神経炎、ベーチェット病、多発性硬化症などと。それは魔法を見ているような不思議な光景でした。

私が研修していた内科では、病歴を聞いてから、視診・触診・聴診をして、あとはレントゲン所見や心電図、尿・血液検査などのデータから、総合的に診断をするというスタイルでした。しかし、先生は、それらのデータは一切なくて、問診と診察だけで的確な診断をつけられるのです。

三　神経内科学への道

木犀《もくせい》の香りとともに始めしは神経学への遥かなる道

神経学の虜《とりこ》になった魔法のような先生の診断技術は
東京へ専門医試験を受けにゆく子を抱き手をふり見送る妻は

湯浅先生の診断技術に魅せられて、私は神経内科を専攻したいと思いました。それで、何処《どこ》で研修しようかという問題にぶつかりました。私の母校では、第二内科で筋電図を使って末梢神経の研究をしていました。また、精神科でも神経系の研究をしていると聞いていました。

そこで、精神科の金子仁郎教授を訪ねました。教授の話によると、精神科教室には高次神経研究部門があり、脳波分析、事象関連電位（＊7）、脳血流や脳死診断などの研究がなされているとのことでした。そして研究室に入る許可を頂いて帰ってきたのでした。

（＊7）脳は、ある特定の事象、記憶の想起や視覚刺激、聴覚刺激などに際して特有の変化を起こす。そのような特定の事象に関連して発生する脳波の総称である。

しかし阪大病院の精神科には、神経を頭の天辺《てっぺん》から足の先まで系統だてて診られるというドクターはおられなかったし、私は研究よりも臨床に興味がありました。

それなら精神科に入って研究するよりも、全身の神経を診られる湯浅先生に師事する方がよいのではないかという結論になり、弟子にしていただくべく泉北病院を訪ねたのです。

病院の前庭に大きな金木犀の木があり、芳香が漂っている季節でした。先生を訪ねて「神経の勉強がしたいので、弟子にして下さい」と、頼みました。すると先生はハンサムなお顔をこちらに向けられて、「同好の士が増えることは喜ばしいことです」と、言われたのです。なんと上品な先生やなぁと、感心しました。それで入門させていただいて、一生懸命勉強しました。先生が最初に読みなさいと教えて下さった本は、Robert Bing 著『脳・脊髄の局所診断学』でした。

この本の校閲《こうえつ》をされた慶応義塾大学医学部神経科教室の三浦岱栄《たいえい》博士（一九〇一～一九九五）は、序文でこのように書いておられます。

局所診断は神経系統の局所解剖学と局所生理学をしっかりと頭に刻み込んでおけば、いわば幾何学的の正確さをもって病巣部位を診断できると言っても必ずしも誇張ではないのである。

この序文を読んで、私は「我が意を得たり」と、神経学を学ぶ喜びに胸を弾ませたものでした。それからは、毎日毎日新しい知識が頭の中に入り込んできて、脳がずんずん膨《ふく》れていくような感じがして、本当に充実した日々を過ごしました。

三〇歳のとき、日本神経学会に日本で初めての専門医制度ができたので、その試験を受けに東京へ行きました。それが、受験票を忘れてしまって、新大阪駅から家に電話して妻に「えらい悪いなあ、受験票持ってきてくれる」と頼んで、なんとか間にあったという訳です。

初日はペーパーテストで、翌日は口頭試問。試験官は東大と新潟大学の教授ともうひとりの教授でした。その時に訊かれた「ウイルソン病」（＊8）についての質問は、今でもよく覚えています。

（＊8）常染色体劣性遺伝による銅代謝の異常。銅が正常に排泄されず、肝臓、脳、腎臓などに蓄積して肝臓や神経などに重篤《じゅうとく》な障害を引き起こす。両手を胸のところに上げると、手が特徴的な羽ばたき振戦《しんせん》をおこす。

無事、試験に通り専門医になりました。するとなんか自信が出てきてどんな難しい患者が来ても診断できると思ったものでした。しかしそんな筈はないわけで、今から思うと舞い上がっていたのですね。「井の中の蛙大海を知らず」というわけです。

そして、今度は日本を出て世界の最先端の神経学を見たいと思ったのです。神経内科の発祥《はっしょう》の地は、フランスとイギリスです。フランス語はできないので、行くのならイギリスだと思って医学雑誌を調べていると、ロンドンのQueen Square National Hospital（クイーン・スクエア国立病院）に、神経学を学びたい若い医師のための臨床と研究のコースがあることを知ったのです。

そこで、湯浅先生に頼みに行きました。「先生、推薦状を書いて頂けませんか」。そしてその推薦状を添付して、勉強したい旨を書いた手紙をクイーン・スクエア病院に送ったのです。すると、「ＯＫ」という返事が来たので、喜んでロンドンへ出発しました。

その英国留学記は少し長文ですので、本書にⅣ（一一九頁）として稿を起こしました。

帰国後、国立泉北病院で働き始めました。その頃の印象に残っている仕事は、「変形性脊椎症（＊9）

による神経障害」の論文をまとめたことや、湯浅先生が厚生省からALS（筋萎縮性側索硬化症）（＊10）の拠点《きょてん》病院として委託を受けておられたので、大阪に於けるALSの発症とその要因を調べる研究のお手伝いをしました。

病院の仕事はとても楽しかったのですが、これから自分はどのように生きてゆけばいいのかと、考え始めました。どんな医師になれば、一番世の中の役に立てるのだろうか。

（＊9）老化により脊椎の骨（椎体）と椎間板が変性し、最初は無症状だが病気が進行してくると、神経根や脊髄が圧迫され、両手・両足に痛みやしびれなどを生じてくる。また、歩行障害を起こすこともある。

（＊10）身体を動かす運動神経系が変性する病気。神経細胞と神経線維が徐々に壊れていくために、神経の指令が伝わらなくなり、筋肉が萎縮し、力がなくなってくる。進行性であり、呼吸や嚥下ができなくなる。原因がはっきり分かっておらず予後不良の疾患である。

四 「三つの道」の選択

私の前には、三つの道がありました。

ひとつは、大学へ戻って研究をすること、湯浅先生が大学に戻られる時には、一緒について行こうと思っていました。

もう一つは、国立泉北病院でずっと働くこと。

そして三つ目は、耳原総合病院が神経内科を新設するので、部長として来てくれないかというオファーでした。

さあ、自分はどの道を進めば、一番社会の役に立てるのかなと考えました。

しかし、あのクイーン・スクエア国立病院の伝統と歴史のある組織を見てしまった私には、今から大学に戻って研究しても、自分はたいしたことはできないのではないか、研究者には向いていないのではないか、むしろ、臨床医の方がいいのではないかと悩みました。

田尻俊一郎先生

吐血した男を夜に診に行けば部屋には酒瓶が転がっている
往診から戻る夜道に教えてくれた患者の生活歴を知ることを
おだやかな口調で話す先生の眼鏡の奥のやさしげな目

その頃、ある一人の医師のことを思いだしました。大阪市此花区にある伝法高見診療所の田尻俊一郎医師（＊11）のことです。

（＊11）（一九二八－二〇〇九）伝法高見診療所所長・大阪社会医学研究所初代所長・大阪過労死問題連絡会初代会長。一九八二年に細川汀・上畑鉄之丞・田尻俊一郎の三人の研究者によって出版された『過労死─脳・心臓系疾患の業務上認定と予防─』の中で、「過労死」という言葉をはじめて社会的に提起した。

初めて先生にお会いしたのは、私が大学を卒業した二四歳の時で、先生は四〇歳でした。当時は、大学を出ても無給だったので、アルバイトで生活費を稼ぐ必要があったのです。週に二日、田尻先生が所長をされている伝法高見診療所でアルバイトをしました。先生は当時から私たちの間では有名な先生でした。何故ならば、先生が三五歳の時に、住友電工の核燃料の開発員が白血病（＊12）になったのは、扱《あつか》っている放射線の暴露《ばくろ》が原因であると証明し、開発員の病気を労働災害と認定させたからです。当時としては先駆的《せんくてき》な仕事だと思います。三七歳の時には、高野山の山林労働者がチェーンソー（電動ノコギリ）で木を切る時の振動で手が真っ白になる「白ろう病」（＊13）の調査に行かれていました。

忙しい日常診療をしながら、そんな時間がよくあったなと思うのですが、本当に驚きです。

（＊12）血液のがん。血液中には、赤血球、白血球、血小板という三つの血球があるが、これらの血球が作られる過程で異常が発生し、白血病細胞というがん細胞が作られて、血液や骨髄の中に増えてしまう病気。

（＊13）白ろう病。山林労働者がチェーンソーを使用する場合、その振動による血管運動神経の障害により、四肢の蒼白、チアノーゼ、しびれ、疼痛などを起こす病態。進行すると手首、肘、肩の関節障害、筋肉痛が起こり、手の感覚も鈍麻するようになる。

四〇歳の頃の田尻先生がどんな診療をされていたかというと、やはり独特でした。

ある時、肺炎になった赤ちゃんを入院させましたが、先生は肺炎の原因は何かと私に尋《たず》ねられたのです。「肺炎球菌かウイルスによるものではないですか」と、答えたのですが、「それもあるけれど、真の原因は貧困だよ。あの子の家は貧しくて冬の間、隙間風《すきまかぜ》がいっぱい入ってくる。それで肺炎になってしまったんだよ」。

なるほど、そんな考え方もあるんやなあと、ちょっと驚きました。

また、こんなこともありました。中年の男性が吐血したので、一緒に往診に行きました。アパートの階段をのぼって部屋に入ったら、男が倒れて洗面器に血を吐いていたのです。それで彼を救急車に乗せて病院に送りましたが、診療所に戻る夜道で先生はこう言われました。

「彼は血を吐いて倒れていたけれど、彼があああいう状態になるまで医者にも行かなかった生活と労働の背景を考えなければならないよ」。

その言葉は、とても新鮮でした。大学で習った「吐血」というのは、胃潰瘍とか胃がん、食道静脈瘤の破裂、マロリー・ワイス症候群（＊14）などでした。

もちろん、それが原因だったかもしれないけれど、その背景には生活と労働があるのだと先生は言われたわけです。

（＊14）繰り返すはげしい嘔吐のために、食道に圧力がかかり、胃と食道のつなぎ目の粘膜が裂けて出血する病気。

偉い先生だな！　そして「こんな医者になりたいなあ！」と、当時強く思ったものでした。これからの進路の選択にあたって、〝そうだ、私は田尻先生のような医師になりたかったのだ〟ということを思いだしたのです。

開業医への道

皆には反対されたが社会のため自分を活かせる道を選んだ
承諾を与えてくれた湯浅先生違った道を歩みゆく私に
開業医も役に立つはず病院よりも患者のそばに寄り添うからに

そして私には、大学へ戻ること、耳原総合病院に行くこと、国立泉北病院で働くよりも、地域に入って患者さんと一緒に医療をやっていく方が向いているんじゃないかと思ったのです。そして湯浅先生に許可を貰いに行きました。

とても言い出しにくかったのですが、先生は承諾して下さいました。

しかし、病院のほとんどの医師たちには、反対されました。何を考えてるんや!という感じですね。「イギリスまで勉強に行って、なんで開業するんや!」、「開業医のところへは、風邪とか下痢しかけえへんで」、「君の専門の知識は役に立たないよ」。

それと、「病院やったらいっぱい医者がいて話ができる。しかし開業したらひとりになって孤独になるで」、「病院のような症例検討もないから、医学の進歩に遅れてしまうよ」。皆さん、心配してくださっていて、言われることはもっともなことでした。

しかし、私はこうも思いました。どんな難しい病気だって、最初から病院に行くとはかぎらないのではないか。まずは近くの開業医にかかってみるという患者さんも多いのではないか。だから開業医にも必ず一定の技量が求められるはずだと。

Ⅱ　目指した地域医療──四つの目標

四十年前にクリニックを始めた目指したのは「出かける医療」
開業の初日は患者ひとりも来ず胃が痛みだした昼食のとき
クリニックはクリーニング屋とまちがわれ洗濯物を持ちこまれたり

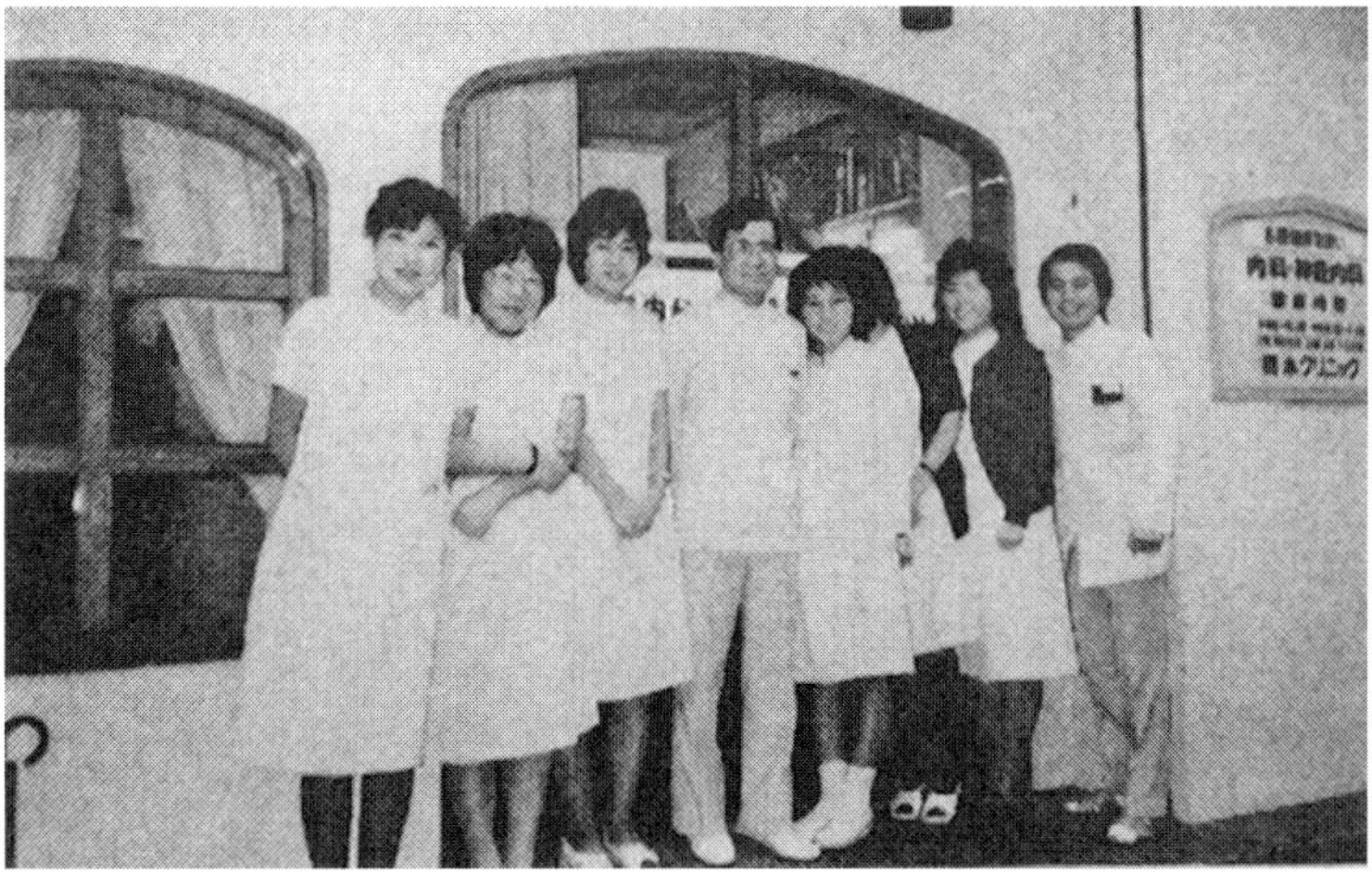

写真1　橋本クリニック開業　1978（昭和53）年6月1日

一九七八（昭和五三）年六月一日、守口市で「橋本クリニック」を開業しました。写真1は、開業した頃の診療所の玄関ですが、開業当初は看護師ひとり、事務ひとりと私の三人しか居なかったので、写真にはそれよりも多くの職員が写っているので、開業して数年後かもしれません。

当時の開業医は、朝シャッターを開けて診察をはじめる。診察が終わると閉める。夕方の診察が始まるとまた開けて、終わると閉める。電話は診察時間帯しか繋《つな》がらない。大体そんなイメージでした。

私はそうじゃなくて朝シャッターを開けると、夜の診察が終わるまでシャッターは開けっぱなしにしました。急患の時はもちろん、ちょっとした用件でも気軽に入って来られるようにしたのです。そして留守電は二四時間自宅に繋がるようにしました。いつでもかけて下さい、ということです。

私は守口市で生まれ育ったので、近所の人はみんな知り合いです。みんなは「先生、開業したらすぐ行くわ」って、言ってくれていました。初日には行列ができているんじゃないかと思ってシャッターを開けたら、誰もいない。なんだ、これは！　と、がっくりしました。

近所の人の姿は見かけないし、問屋さんも薬のメーカーも誰もいない。どうしようかと思いました。その日は昼ご飯を食べる時に、本当に胃が痛みだしました。これからやっていけるのかなぁって、不安のうちに開業を始めたことでした。

一　出かける医療

頼まれて往診すると肺炎だった午後は休診かれの主治医は
肺炎は治ったけれどこのままだと一生寝たきり彼の余生は
肺炎が治って眺めるヒマワリの庭に咲いてる大輪の花
「遠いですね」往診中にナースが言うその道を来てくれていた患者

目標の第一は「出かける医療」なので、往診は最初から積極的におこなっていました。開業して五年目一九八三年頃でしたか、ある患者さんが、「近所のおじいちゃんが高熱を出しているので往診してください」と、頼みに来られました。「かかりつけ医はおられますか」と訊《き》いたら、「近所のお医者さんに行ってるけど、その先生は往診してくれないんです」と、いうことでした。

その日の午後、往診に行きました。聴診器で胸の音を聴いたところ、右肺の下部に水泡《すいほう》が割れるようなプチプチという音（湿性《しっせい》ラ音）が聞こえました。

「肺炎を起こされています。入院した方がいいですね」と、伝えたのですが、おばあちゃんは「私ら、ふたりだけですねん。お父ちゃんが入院したら大変やから、先生ここでなんとか治してくれませんか」と、頼まれました。

それで、看護師さんを一日に二回派遣《はけん》して、抗生物質の点滴を続けました。

すると、二週間ほどして熱が下がって胸の音も正常になり元気になられました。

〝よかったなあ〟ということなんですが、あらためて彼を診察してみると、右半身が麻痺《まひ》して発語ができなかったのです。左脳に脳梗塞《のうこうそく》（＊1）を起こして失語症になっておられたのです。そこで看護師さんらと話し合いました。

肺炎は治ってよかったんだけど、ここで私らが手を離してしまったら、彼はこのまま一生寝たきりの生活をおくることになるのではないか。それでいいのだろうか。

すると、「そんな状態でほっとけないですね」と。彼女らもなかなか積極的だったのですね。

（＊1）脳の血管がつまって血流が途絶え、脳の細胞が死んでしまう病気。早期に適切な治療を受けなければ、麻痺《まひ》などの後遺症を残したり、死亡することもある。尚、言語中枢は左の脳にあるので、左脳に梗塞を起こすと、右片麻痺と言語障害（失語症）を来たす。

それで私たちはリハビリの本を買って来て学習しました。看護師さんらは週に二、三回彼の家を訪問し、まず話しかけ、手足を動かし、歩かせ、爪を切ったり、身体を拭《ふ》いて清潔な状態にしました。それを約二カ月くらい続けました。

八月になって彼を車椅子に乗せて庭の見える場所に連れて行ったのです。そこには、大きくて立派なヒマワリが一〇本くらい咲いていました。このヒマワリはおじいちゃんが数年前に植えたものだったそうです。

そのヒマワリを見て、彼はニコッと笑ったのです。

物は言えないけれど、ニコッと笑った。その笑顔を見た時、看護師さんたちが、わあ〜って涙を流したのです。訪問看護をしてよかったなあって。「先生、この人の笑顔は、私たちの宝物です！」と、彼女らは言いました。

私たちが、在宅医療に確信を持ったのは、その出来事からだったのかもしれません。

開業六年目の一九八四年一月に「読売新聞」から訪問看護の現場を見せてほしいと、電話がかかってきました。その若い記者は、訪問看護に同行して、次のような記事を書いてくれました。

民間の一診療所である橋本クリニックが無償で寝たきり患者の訪問看護をしていると聞いて、同行させてもらったが、約二時間の献身的な看護を目の当たりにして頭の下がる思いだった。ところでこのような活動をしていて経営的にやっていけるのか心配になった。それを訊くと、「なんとかやれています」と、橋本さんは苦笑いした。病気や健康の問題はすべてこの医師に任せられるという患者さんが多く、経営基盤がしっかりしているからだろう。寝たきり老人は現在全国で三二万人、自治体だけで援助しきれる数ではない。地域の開業医が橋本さんのように訪問看護を引き受けたらどうだろう。保険点数に加算すればできるのではないか。

そして、この記事を書いてくれてから四年後一九八八年に、保険点数がつきました。それで私たちは、訪問一回につき一八〇〇円をもらえるようになったのです。

二　患者さんのすべてに責任を持つ

時々は寝言も言うがほとんどは病気のことと患者さんのこと

難病の診断さぐり打腱器を執《と》る人気《ひとけ》のない午後の外来

分からない診断名がふっと浮かぶたとえば庭の草を抜くとき

次に、「患者さんのすべてに責任をもつ」という話をさせて頂きます。

私は開業医の仕事は病気を治すだけではないと思っています。通院されている方が家に帰っても元気でいきいきと暮らしていてほしいわけです。

院内新聞「ザ・クリニックタイムズ」発行（一九八〇年）

開業して二年目の一九八〇年八月に、院内新聞「ザ・クリニックタイムズ」を始めました。新聞には、職員紹介や病気の話や医療制度の問題点などを載せていました。それだけでなく、患者さん宅の訪問記や、クリニックの行事などをお知らせして、患者さんにも参加してもらいました。

院内新聞「ザ・クリニックタイムズ」創刊にあたり、次のような挨拶《あいさつ》を述べています。


お陰さまで、開業して無事二年が過ぎました。

この間、職員一同、心を一つにして頑張り、皆様方の健康、病気に対して、少しはお役に立つことができたのではないかと考えております。

私たちの理念は、お年寄りからお子様まで、ご家族全員の頼りになる相談役になりたいということであり、そういう観点から言えば、まだまだ十分な医療をやれていないのではないかと、反省しています。

いつも心がけていますが、忙しい日常診療の中では、皆様方との対話も十分ではなく、もっと皆様方との交流の場を持ちたいというのが、私たちの念願でした。その一助として、今回クリニックから新聞を発行させて頂くことになりました。皆様方のご意見、ご要望、トピックスなども大いに取り入れ、楽しい有意義な新聞にしていきたいと思っております。

ご指導、ご鞭撻《べんたつ》をよろしくお願い申し上げます。


クリニックのとりくむ原点が、すでに表れているのを嬉しく思います。みなさんも実感されておられるように、暮らしと健康は関連しています。一九八〇年創刊当時の政治状況ですが、京都の蜷川府政が一九七八年に終焉《しゅうえん》し、一九七九年には、東京美濃部都政、大阪黒田府政に幕がおろされた年でもありました。それからの日本は、米スリーマイル島の原子力漏れ事故にもかかわらず、原子力発電に大きく舵《かじ》を切ったのでした。保守政治が軍備強化に走り、年金の物価スライド制見送り、社会福祉施設五%削減、健保国庫負担分や生活保護費の据え置きなど、今の自公政治の先取りのようなことが行われました。

「ザ・クリニックタイムズ」では、
①健康保険本人の二割負担
②ビタミン剤や風邪薬、漢方薬、入れ歯の保険適用除外
③国保の保険料引き上げ

などの医療改悪に反対して署名運動を!!

との記事を載せて啓発しています。医学的知識も、世の中の動きも知っておいて欲しかったのです。

しかし、改めて当時を振り返ってみますと、保守政権は、当時から医療改悪や社会保障の切り捨てや軍備増強を画策《かくさく》していたという事実に愕然《がくぜん》とします。そして、これらの事実は二〇二二年現在も相似《そうじ》していることに、本当に驚かされます。

院内新聞「ザ・クリニックタイムズ」は、一九八四年日本機関誌協会大阪本部　第一〇回機関誌コンテストにて佳作として表彰されました。

さらに、一九八七年日経メディカル「病・医院ＰＲ紙コンクール」でも、診療所部門第一位の奨励《しょうれい》賞《しょう》が贈られました。

「ザ・クリニックタイムズ」は、一八年間継続しましたが、残念ながら一九九八年三月の第一〇三号で終了しています。

最終号の目次は以下のようになっています。
○これ以上の改悪にノーといおう─健保改悪反対、近畿総決起集会の報告
○医療情報の共有とカルテ開示─保険医協会がシンポジウム開催
○訪問看護日記
○デイケアからのレポート

○実習についての感想—近畿大学医学部五回生
○患者さんの投稿
○職員紹介
こうした院内新聞「ザ・クリニックタイムズ」のとりくみは地域との信頼関係につながる大きなツールになったと思います。

大阪城のお花見（一九八二年）

車椅子二台積みこみ出発すいざ大阪城へお花見に
天守閣あおいで楽しむお花見会　ＮＨＫに取材されたり
出し物で白波五人男を演ずれば振り付けに来る踊りの師匠《ししょう》が

ある時、患者さんに「家に帰って、昼間は何をしてますか?」と訊いてみたのです。すると、「何もすることないから昼寝してる」とか、「テレビを観てぼぉっとしてる」とか、そんな答えが多かったのです。こりゃあかんと思いました。

さらに、「花見、行ってますか?」と、訊いてみると「近くの公園の花は見てるし、土居駅の桜も見てます。そやけど、お弁当作ってみんなで花見に行って楽しむなんてしたことないなぁ」という話なん

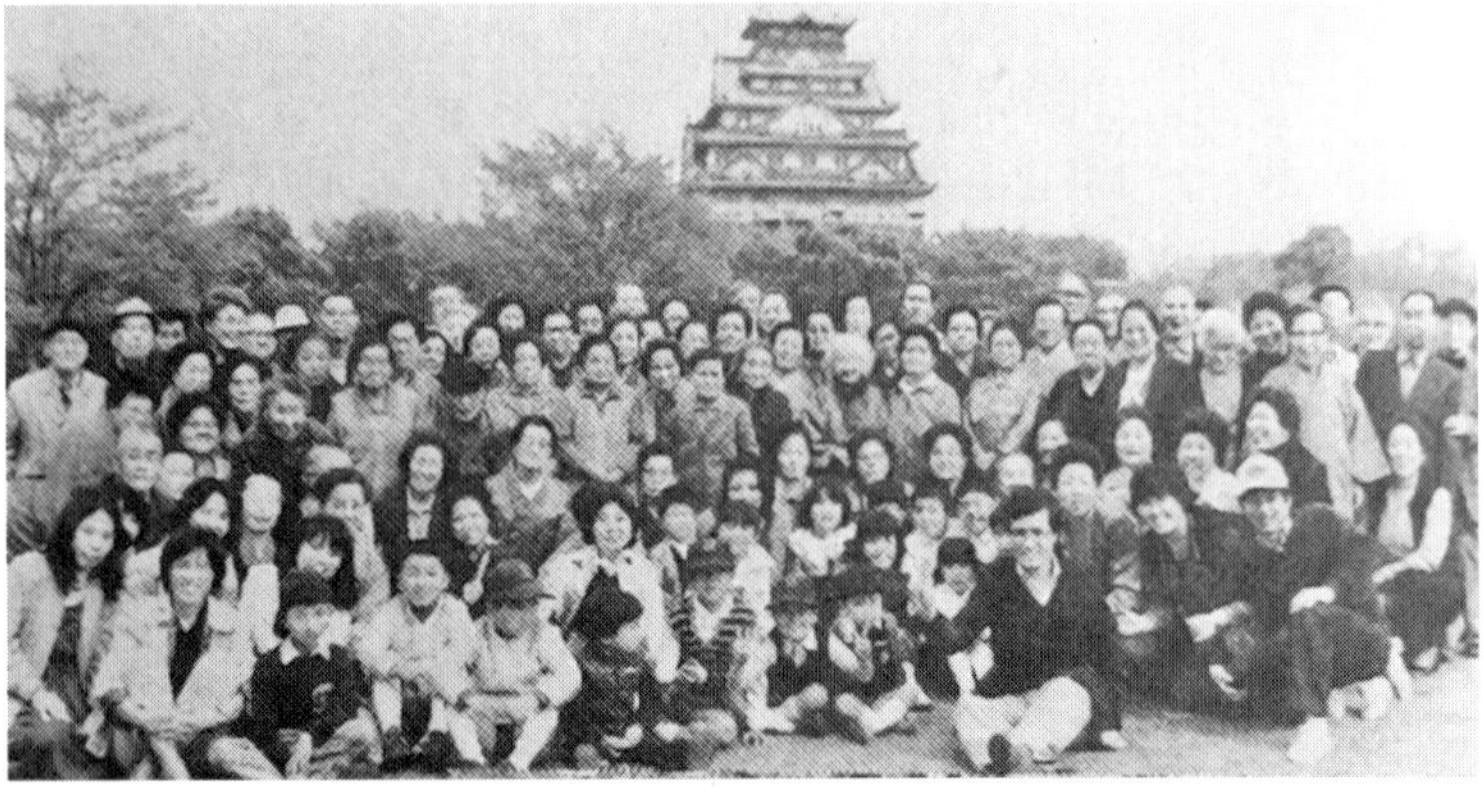

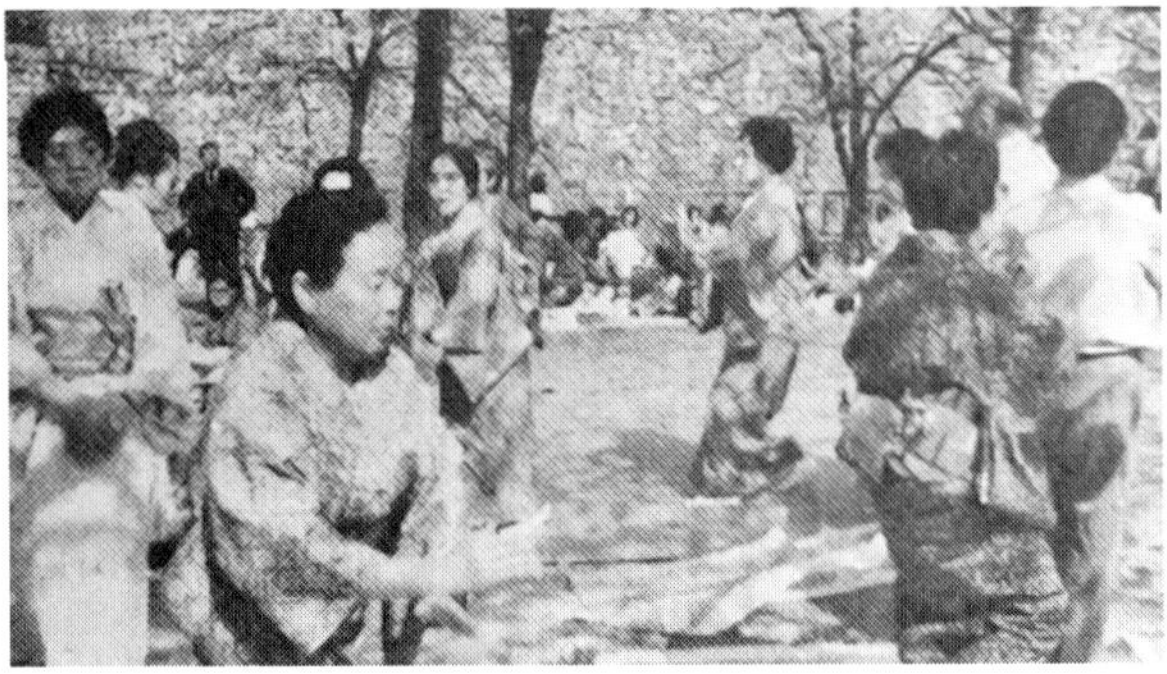

写真2　大阪城のお花見（1982年）

です。

それならということで、私は院内に「一緒に花見に行きましょう！」と、掲示しました。そうしたら、何人応募があったと思いますか。ビックリしますよ。一〇〇人応募があったのです。

そこで、観光バスを二台チャーターし、歩けない人には車椅子を積み込んで、大阪城の天守閣が見える広場へ行きました。楽しかったですよ。みなさん、唄うは、踊るは、しゃべりまくるは、弁当食べて本当に楽しかったです。

写真2は、大阪城公園で患者さん一〇〇名とお花見の記念写真を撮っています。帰ってきたら、み

なさんは「ああ、楽しかった。あんな楽しいことは来年もまたやってな」

それと「年一回やったら寂しいから普段から何かしたいな」と、言われたのです。

「橋本クリニック友の会」結成（一九八二年）

コーラスの歌の力に驚くうつ病の人が診察に来なくなり

目の見えぬ人が浴びてるスポットライト　クリニック劇団赤鬼役で

それなら何かしようということで、患者会「橋本クリニック友の会」ができました。

それでクラブ活動が始まりました。当時の会員数約二〇〇名。「友の会」結成後、「文化刺繍《ししゅう》の会」、「踊りの会」、「書道の会」、「囲碁将棋の会」、そして数年後には「コーラス部」ができました。

「コーラス部」は、コロナ禍の前まではとても盛んで、女性コーラスの部員は三〇人くらいおられました。かっては男性コーラスもあって、私も参加して守口市の文化祭で御神輿《おみこし》をかついで「お祭りマンボ」を歌ったりしたものです。ほんまに楽しかったですね、あの頃は！

私、診察が終わると昼からクラブ活動を見に行きます。するとみんな楽しそうにやっておられます。その姿を見たら嬉しいですね。元気に生きてくれてはるという感じがします。

ああ、それとこんな話もあります。外来に〝うつ状態〟の方が時々来られます。そういう方には、まずコーラス部に参加されるように声をかけます。皆さん最初は、躊躇《ちゅうちょ》されます。「歌なんか歌ったことない」とか「音痴やから」とか言われます。

「そんな心配はいらんよ、みんな仲良しやから。いっぺん行ってみたら」と、幾度か誘いますと参加される方もおられます。

すると、えらいもんですね！　今まで私の外来に来ていた人が、来なくなるんですよ！　たまにお会いすると、以前より元気な顔になっておられるのです。

医者の診察よりもコーラス部の方が、人を治せるんですね！

素晴らしい！　と、私はとても嬉しくなります。

ひとりの患者さんが「クリニック友の会音頭」を作ってくれました。彼が詩を書き友人が作曲してくれたそうです。振り付けは、患者さん（踊りの師匠）です。だから花見のときはもちろん、橋本クリニックの総会の時にも、踊りの会の人たちが中心になって踊ったものです。もちろん私も輪の中に入っていました。写真3（五〇頁）は「クリニック友の会音頭」の楽譜です。

クリニック友の会音頭

作詞：上野日出若　作曲：青木好彦　編曲：植山光博

1
髭はないけど　赤ひげの
院長先生　クリニック
いのちが大事　身が大事
みんなで病を　なおしましょう
西も東も　友の会
手と手をつないで　輪になって
一緒に平和を　唄いましょう
＃　シャン　シャン　シャンときて　シャン
　とおどれ
シャン　シャン　シャンときて　シャン
　とおどれ

2
くらい時代が　来ぬように
丈夫になります　働いて
暮らしが大事　子が大事
みんなで悩みを　出しあって
北も南も　友の会
手と手をつないで　輪になって
一緒に平和を　おどりましょう
＃（繰り返し）

3
笑う門には　福来たる
愛する瞳に　春の風
元気にならなきゃ　損ですよ
みんなで仲よく　なるように
わたしとあなたの　クリニック
手と手をつないで　輪になって
一緒に平和を　守りましょう
＃（繰り返し）

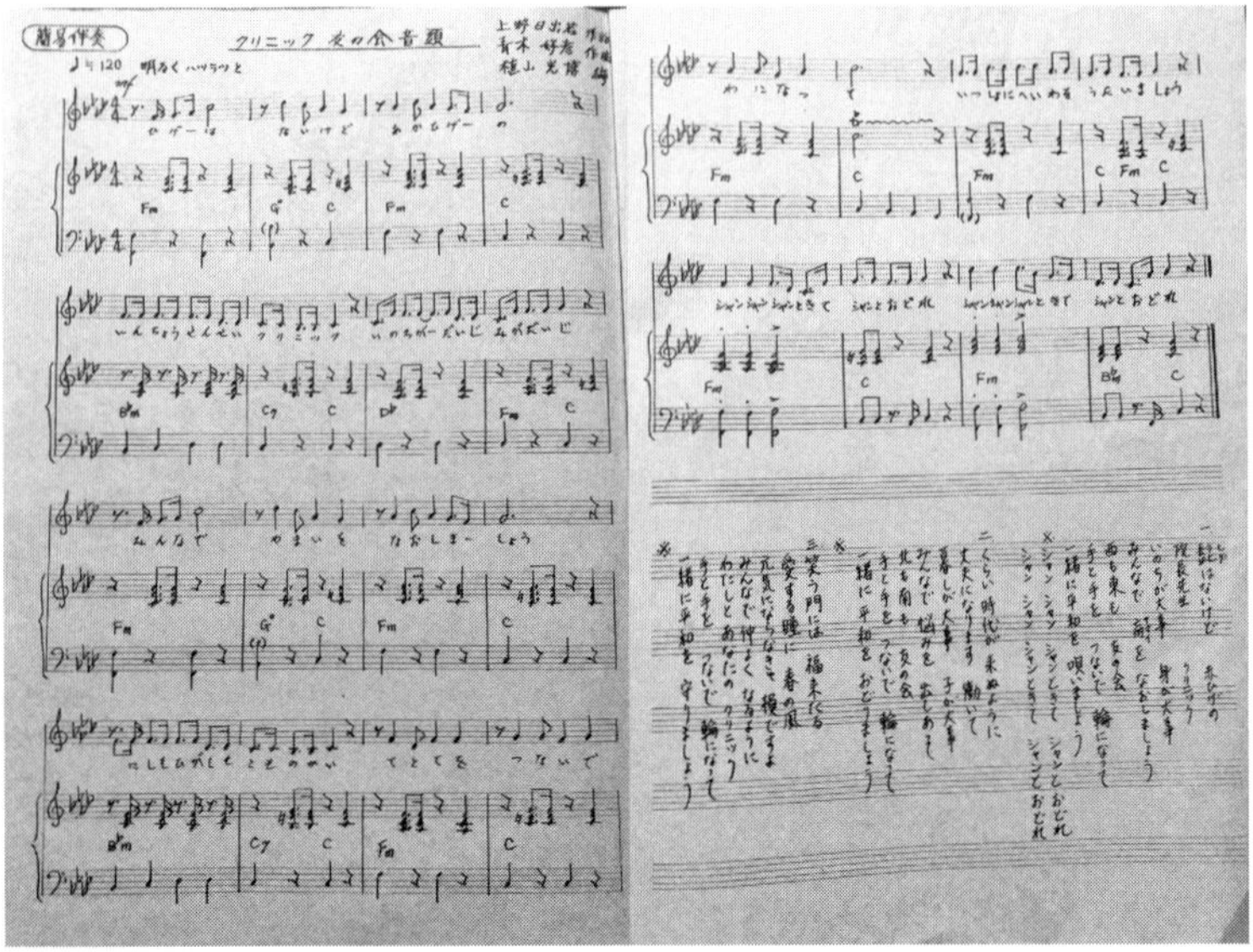

写真3　クリニック友の会音頭

また、現在のクリニックビルの建設時に、地盤調査で地下一四メートルまで掘ると、粘土層がでてきたのです。すると高齢の患者さんが、その粘土を持ち帰り、干支《えと》にちなんだ羊、猿、鶏、狗《いぬ》などの焼き物を窯《かま》で焼いて毎年作品をもってきてくれました。大切に今も院長室の棚に飾っています。

「健康大学」をはじめる（一九八三年から）

「元気ですなあ」講義の後で講師
言う質問多き老人たちに

賞状を卒業式にて渡しおれば笑
顔のひとあり涙ぐむひとも

次に始めたのは、「健康大学」です。「クラブ活動は楽しくていいけれど、やっぱり病気のことも勉強した方がいいよ」と友の会の役員さんらに声をかけて、毎年秋に「健康大学」を始めることにしました。日常診療では十分に説明できない病気や養生に関する知識を学習してもらおうという意図でした。

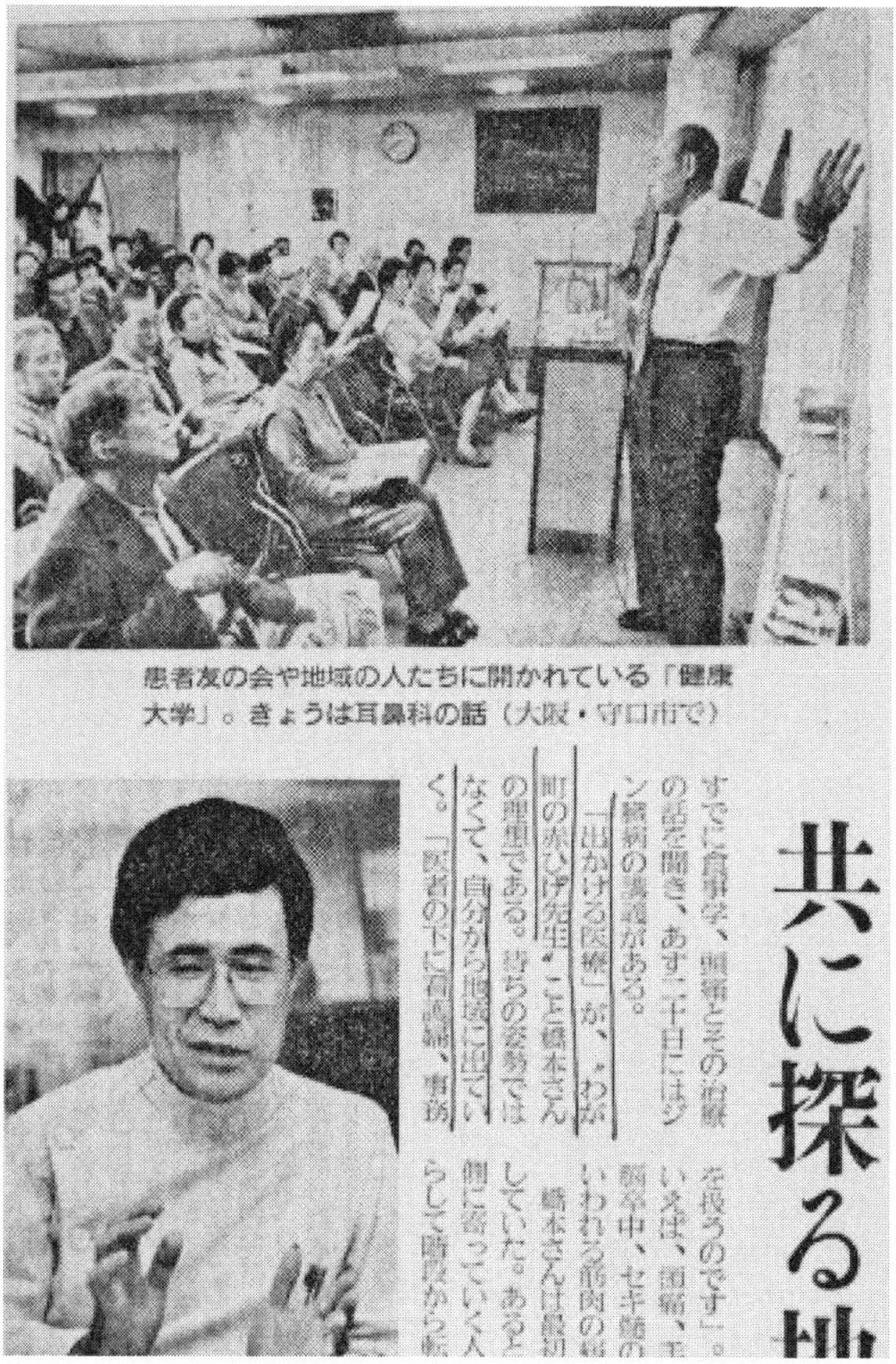
患者友の会や地域の人たちに開かれている「健康大学」。きょうは耳鼻科の話（大阪・守口市で）
共に探る

写真4　「健康大学」新聞記事　1985（昭和60）年

近所の公民館を借りて、先輩や後輩の医師に来てもらって、年間五回の講義をしてもらうわけです。毎回七〇～八〇名の参加がありました。

この講座を朝日新聞が取材に来てくれました。その記事が写真4です。

その日は、難聴の話でしたが、先生が「難聴は治りませんなあ」

と、言われた時に、ひとりの患者さんが「先生はそんなに気楽に言われるけど、聞こえない私らは困ります」と発言されて、大笑いになりました。

そして講義が終わると試験があるのです。例えば、これは後輩の神経内科医が頭痛の話をしてくれた時の試験問題です。一〇問中七問できたら卒業できます。

皆さん分かりますか。ちょっと問題を読んでみますね。

頭痛についての問題

①「典型的偏頭痛（＊2）には家族性がみられる」

②「脳や頭蓋骨自体は、切られても痛くはない」

③「頭全体がしめつけられるように痛むのは、筋緊張性頭痛（＊3）である」

以上の問題の答えは三問とも正解（〇）なのです。

（＊2）血管が急に拡張することによって、ずきずきとした拍動性《はくどうせい》の痛みが生じる。主にこめかみから目の奥が発作的に痛み、数時間から数日続くこともある。女性に多く、二〇～四〇代の女性に多い。典型的な偏頭痛は、頭痛が起こる前に、閃輝性暗点《せんきせいあんてん》（目の前にチカチカ、ギザギザした光が見える）を伴う。

（＊3）頭から首や肩にかけての筋肉が緊張して血流が悪くなり、疲労物質が筋肉にたまって神経を刺激することで起こる頭痛。肩こりの多い日本人にはもっとも多い頭痛と言われている。

ちなみに、その年の一九八五年の健康大学の卒業生は七五名でした。卒業証書と記念品をお渡しする本格的な卒業式をおこないました。

座談会の実施（一九八四年）

真っ黒な雲に覆われた大阪の雲の隙間に爆撃機見ゆ
逃げまどいつつ振り向けば米兵の顔の見えたりB－29に
エレベーターに乗れない人はシベリアに拘禁《こうきん》されてた夢を見るらし
ウクライナの戦渦みるたび思うのは日本の平和と九条の危機

高齢者が多いので、皆さん生きておられる間に、戦争の話なども聞いておきたいと思いました。そこで一九八四年から世話人さんらに集まってもらって、座談会を開催しました。「日本の医療とクリニック」「二度とごめん戦争なんか」「老人たちは今……」「自宅で介護している人は何に困っているのか」などがテーマでした。

大阪大空襲（＊4）の時は市内が猛烈な火に包まれて自宅に帰れなかったとか、城北公園には亡くなった人たちの「千人塚」（＊5）があるなど若い人にとっては初めて聞く話でした。また、空襲警報が出ると、当時二歳であった人は防空頭巾《ぼうくうずきん》を被《かぶ》って母親の背中におぶさって「ごーごー」と声を挙《あ》げたといわれました。「ごーごー」はもちろん防空壕《ぼうくうごう》のことです。

またシベリアに抑留《よくりゅう》されていた人は、いまでもエレベーターに乗れないと言われます。シベリアで拘禁《こうきん》されていた恐怖が蘇《よみがえ》って、とても乗る気にはなれないそうです。

（＊4）大阪大空襲……第二次世界大戦末期にアメリカ軍が繰り返し行った無差別爆撃。一九四五年三月一三日深夜から六月、七月、八月と連続して空襲が行われた。その中でもB29が一〇〇機以上に及ぶ「大空襲」は八回を数える。大阪府では死者一万二六二〇人、行方不明者二一七三人と言われている。

（＊5）千人塚……一九四五年の大阪大空襲の時に、大阪市内では数万人の死者が出たが、そのうち身元不明の人、千数百人の遺体を城北公園裏の淀川堤に集めて、茶毘《だび》に付した。ちなみに、この空襲では城北公園に避難した一〇〇〇人以上の人が、機銃掃射《きじゅうそうしゃ》のために殺されたという。

デモ行進に参加（二〇〇九年）

健保改悪反対！声あげて車椅子の患者と歩く御堂筋を

「介護保険の改悪するな」白衣着て難波駅前にビラ配りゆく
国保料の引き下げ求め市役所に行けば報道陣の待ち構えいる

残念ながら、日本の医療制度はずっと改悪が続いています。その度に大阪府保険医協会（＊6）は反対運動を行っています。

守ろういのち！　なくせ貧困！

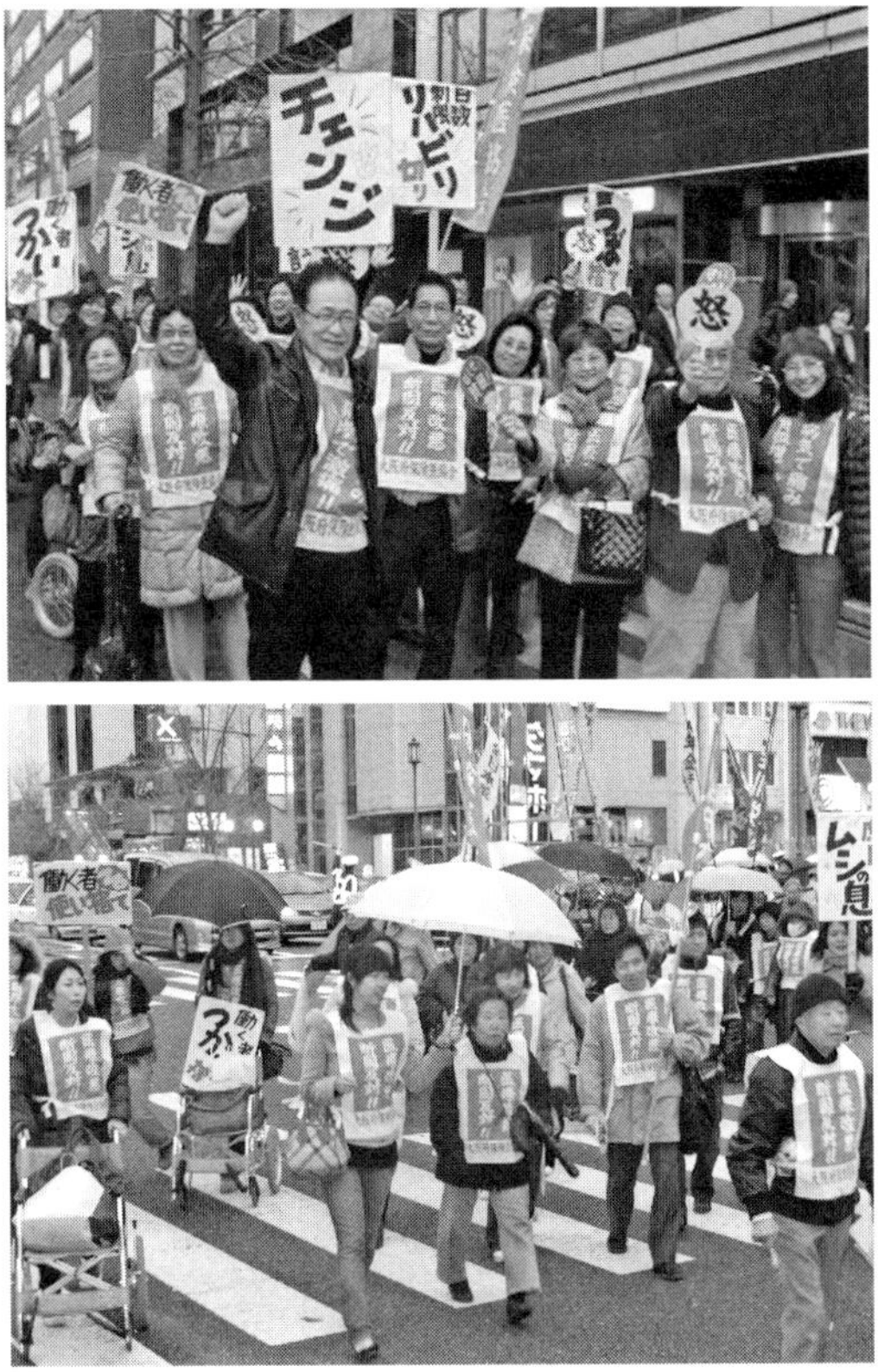

写真5　近畿総決起大会デモ行進　2009（平成21）年

二〇〇九年に参加した「守ろういのち！　なくせ貧困！」近畿大決起集会を報告します。約一二〇〇人が近畿各地から御堂会館に集まりました。

当日は、クリニックに「コントをやってほしい」という依頼が来ていたので、職員や息子たちが舞台に立ちました。息子が医師役、ケアマネージャーがナース役、事務が患者役で出演しましたが、なかなか好評で次の年も続けたことでした。

集会の後は御堂筋デモ（いのちの大行進）に行きましたが、この日はクリニックからは、患者さんを含めて二五名が参加しました。

写真5は、デモ行進に参加するクリニックの患者さんと職員たちです。御堂筋を歩きながら、「健保改悪反対！」「後期高齢者医療制度反対！」「介護保険を改悪するな！」、時には「橋本クリニック万歳！」などと声を上げて周囲の笑いを誘ったりもしました。

そして本町から難波まで元気に行進しました。この日にクリニックから参加した最高齢者は八二歳でした。デモ行進が終わると、皆で打ち上げをします。それがまた楽しかったのですね。いまでも「また御堂筋を歩きたいですね」と言われる患者さんがおられます。

（＊6）「開業医の経営と権利を守るとともに、国民医療の充実・向上をはかる」ことを目的に、一九四七年に再建された自主的な団体。現在府下では開業医の約八割が加入し、会員数は約六〇〇〇人になっています。また全国ではすべての都道府県に保険医協会が設立され、その連合体である全国保険医団体連合会は、一〇万七〇〇〇人の会員を擁《よう》しています。

三　患者さんの最期まで責任を持つ

オリオン座を仰ぎ見ながら家を出る痛みにゆがむ顔が浮かんだ
口腔の癌を処置したわが手をば胸に抱きしめ頬ずりした人
頬と背を両手でさする私に「しんどい」と言うまなこ見開き
看取りして家を出たときケータイが鳴って知らせたもうひとりの死

開業当初から、通院してくれていたある患者Aさんの話をします。Aさんは、高血圧で通院されていた方でした。とても元気な方でしたが、一〇年くらい経った頃に、どうも動きがにぶくなって、手も震えると言われました。パーキンソン病を発症されたのです。段々《だんだん》歩けなくなって、妹さんに車椅子に乗せてもらって通院されていました。病気というのは、いつ誰に何が起こるか分からないもので、次には顔面神経麻痺（＊7）に、認知症（＊8）に、そしてついには、寝たきりになられたのです。

（＊7）顔面の筋肉を動かす神経に麻痺を生ずる病気。中枢性と末梢性がある。中枢性は、脳出血、脳梗塞、脳腫瘍などを原因とする。末梢性は、ヘルペスウイルスによるもの（ベル麻痺）が有名だが、原因不明のケースも多い。末梢性は、顔半分の全体が麻痺するが、中枢性の場合は、額は麻痺せずに頬と下あごの部分が麻痺する。程度は、末梢性の方がひどい。

（＊8）様々な原因で、認知機能が低下する病気。アルツハイマー型認知症が、認知症の中で最も多い。脳の海馬が萎縮してゆく過程で、認知能力が低下する。他には、血管性認知症、レビー小体型認知症、前頭側頭葉型認知症などがある。


妹さんがAさんを引き取って介護され、私は毎週往診をしていました。そしてある夏のことですが、肺炎になられました。「入院した方がいいですよ」と、言ったのですが、Aさんは、「入院は嫌です！」と、はっきり拒否されました。よっぽど病院が嫌いなのかなと、その時は思ったものでしたが、この方が亡くなられた後に、妹さんがこう言われました。

「先生、姉が入院を嫌がっていたのは、入院してもしものことがあれば、先生に死亡診断書を書いてもらえないからだったんですよ」。それを聞いた時、涙が出ました。

「わたしのカルテ」の取り組み（一九八五年）

夜診おえ友人と勉強をする医学の進歩に遅れないため
講演会で質問がたくさん出た飲んでる薬や検査値のこと
病名や検査結果をノートに書いて渡しはじめた患者さんらに

長い間使用している「わたしのカルテ」分厚くなってテープを貼られて
俳句や短歌を書いてきた患者の「わたしのカルテ」にコメントを書く
痙攣《けいれん》の患者がしみじみと言う「わたしのカルテ」は「命の免許証」です

橋本クリニックの特徴のひとつは、「わたしのカルテ」というノートを作ってお渡ししていることです。何故《なぜ》これを始めたかというと、開業して数年たちますと、地域の人たちと人間関係ができてきます。そうすると、「病気の話をしてくれ」と頼まれるようになりました。

そして老人会や婦人会、業者の団体などに行って、病気の話をしていたわけです。例えば、糖尿病、高血圧、狭心症、それから喘息《ぜんそく》、肝炎などの話をしました。講演が終わると、必ず質問が出ます。もちろんその日の講演に関する質問も出ますが、皆さんが一番訊きたいのはご自分のことです。

例えば、こういうふうに訊かれるのです。

「先生、私、高血圧と糖尿病で一〇種類以上も薬飲んでますねん。こんなに飲んで副作用とか大丈夫ですか?」とか、「先生、私、肝炎で医者にかかってますけど、私の肝臓大丈夫ですか?」とかです。これらの質問を聞いて本当に驚きました。初対面の私に何でそんな質問するのかなと。普段から、主治医にちゃんと聞かされてないのかと、不思議な気がしました。そこで、逆に訊いてみたんです。

「あなた、薬の副作用を心配してはるんやったら、何という薬飲んでおられますか」。

肝炎の人には、「お医者さんは、時々血液検査されるでしょう。ＧＯＴとかＧＰＴ（肝機能をあらわす数値）は幾らくらいですか」。

すると、ほとんど答えられない。「白い丸い薬と赤い細長いのと後は粉薬です」とか、「肝炎は、先生がまぁまぁやなあと、言うてはります」。

それで、ビックリしました。

病気の主人公である患者さんが、自分のデータを知らない。そして、お医者さんがすべてのデータを持っているわけでしょう。こりゃ本末転倒してるなあ、どうしたら良いかなと思いました。もちろん、私は血液検査の結果は、患者さんに渡していました。

でも、それを持って帰って、ノートに張ったり綴じたりして残している人は、ほとんどいないのと違いますか。そこで私、写真6のような「わたしのカルテ」を作りました。保険証と同じサイズでポケットにも入ります。ここへ血液検査とかエコー検査とか全部貼ってお渡しすることにしたのです。そして最初のページにこの手帳に対する「私の想い」を書いています。

この手帳は、あなた自身の健康管理のためのカルテです。

クリニックにカルテがあるように個人のカルテを持ち、ご自分の健康管理にお役立てください。

来院時には必ず持参して下さい。初診時からの診療内容、自覚症状など自分の健康管理の資料となり、もし転勤とか入院などで主治医が代わっても、それまでの経過がよくわかります。

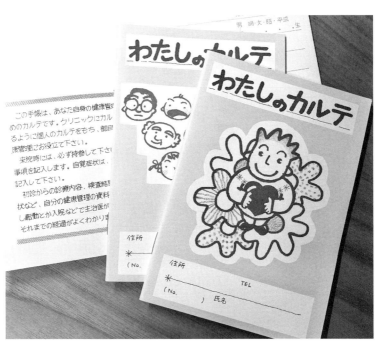

写真6 「わたしのカルテ」を始める (1985年)

写真7は「わたしのカルテ」のページを具体的に紹介しているものです。

一つはここに胃カメラの写真を貼っています。これは胃がんです。上の図はエコー写真で胆石が写っています。血液検査では、血色素が11.2 g/dLと貧血がありますが「薬で貧血改善してきています!!」と、書いています。そして薬を続けて下さいねと、説明しているわけです。

それから、こんな使い方をされている方もおられます。この方は詩を書かれます。詩人はセンシティブですよね。よく悩み事を言われますが、診察が終わると私が話した言葉を「わたしのカルテ」に書いてくれと言われます。それでずっと書いていたら、なんと「わたしのカル

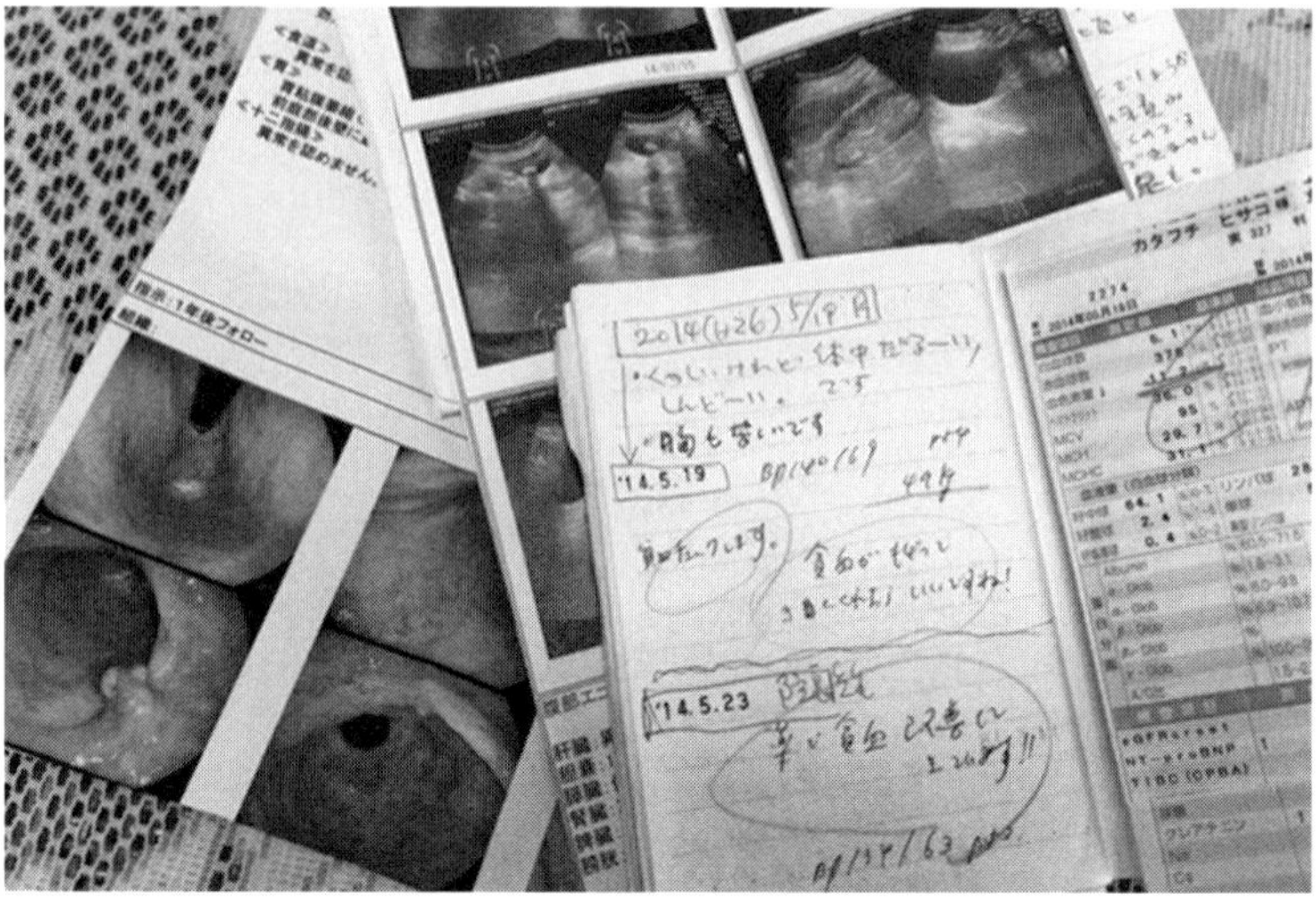

写真7　「わたしのカルテ」の実際

テ」が写真8のように一八冊になっていました。今までのクリニックの新記録です。

ある日、この方の家を訪問すると、写真9のように、自室の壁に私が書いた言葉を清書して貼っておられたのです。自分がしんどい時に、これを見てご自分を励ましておられるのです。ちょっと読んでみましょうか。

人間の世の中
強い人ばかりでは
面白くありません
繊細な人でなければ
詩は書けません
そういう意味で
あなたは貴重な人です
橋本院長

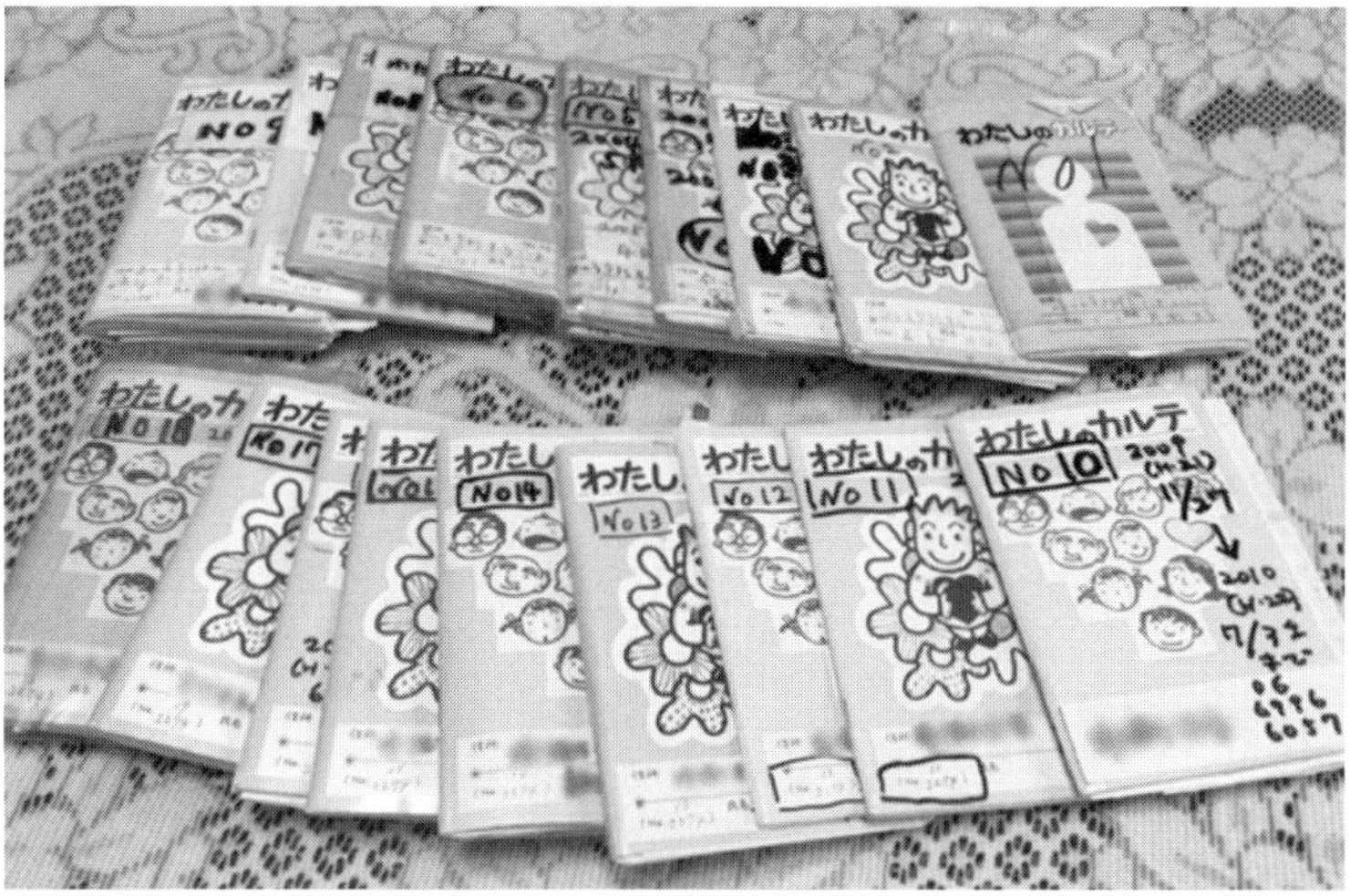

写真8　18 冊にもなったある患者さんの「わたしのカルテ」

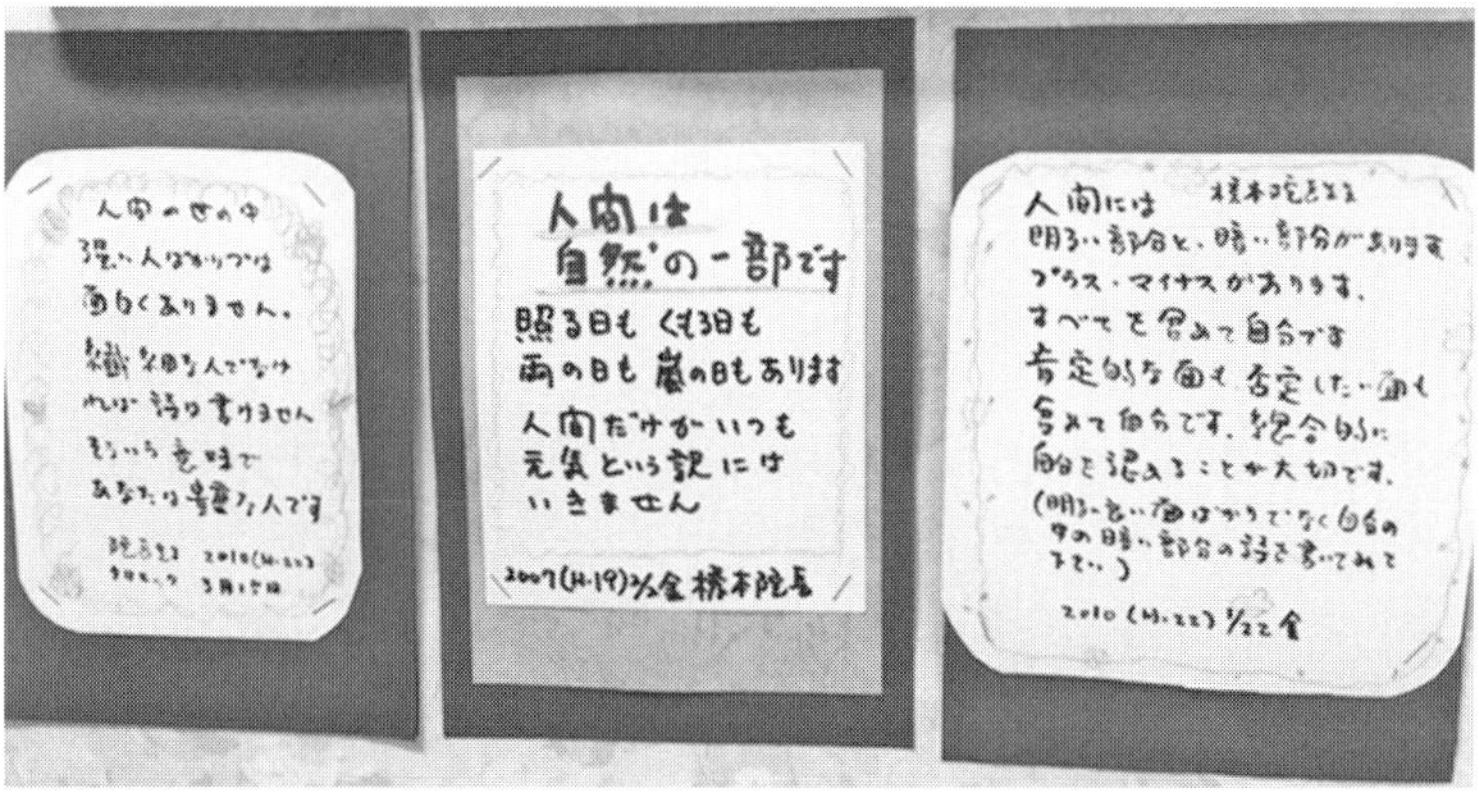

写真9　患者さんへ贈ることば

これを読んで、〝先生こう言うてはるから頑張らなあかん〟って、そんな感じですね。凄く繊細《せんさい》な方ですが、彼女にとって「わたしのカルテ」は役に立っていると思っています。普通のカルテの使い方ではないですが、こんな使い方もいいですね。

この「わたしのカルテ」を通じて、患者さんとの信頼関係はより深く強固なものになっていったと思います。

第一の主治医はあなた

暗記して読めばよいのに巻き紙を広げて読めと命ずる会社
食前に薬をのめば震え減り飲めるようになった味噌汁を

私は普段から患者さんに「あなたの病気の主治医はあなたですよ。そして第二の主治医が私です」と、患者さんに伝えています。そのような姿勢をとられることが、理想的な患者の姿だと思っています。

【実例1】

この方は、パーキンソン病です。何が困るかというと、松下電器（パナソニック）に勤めていて、会

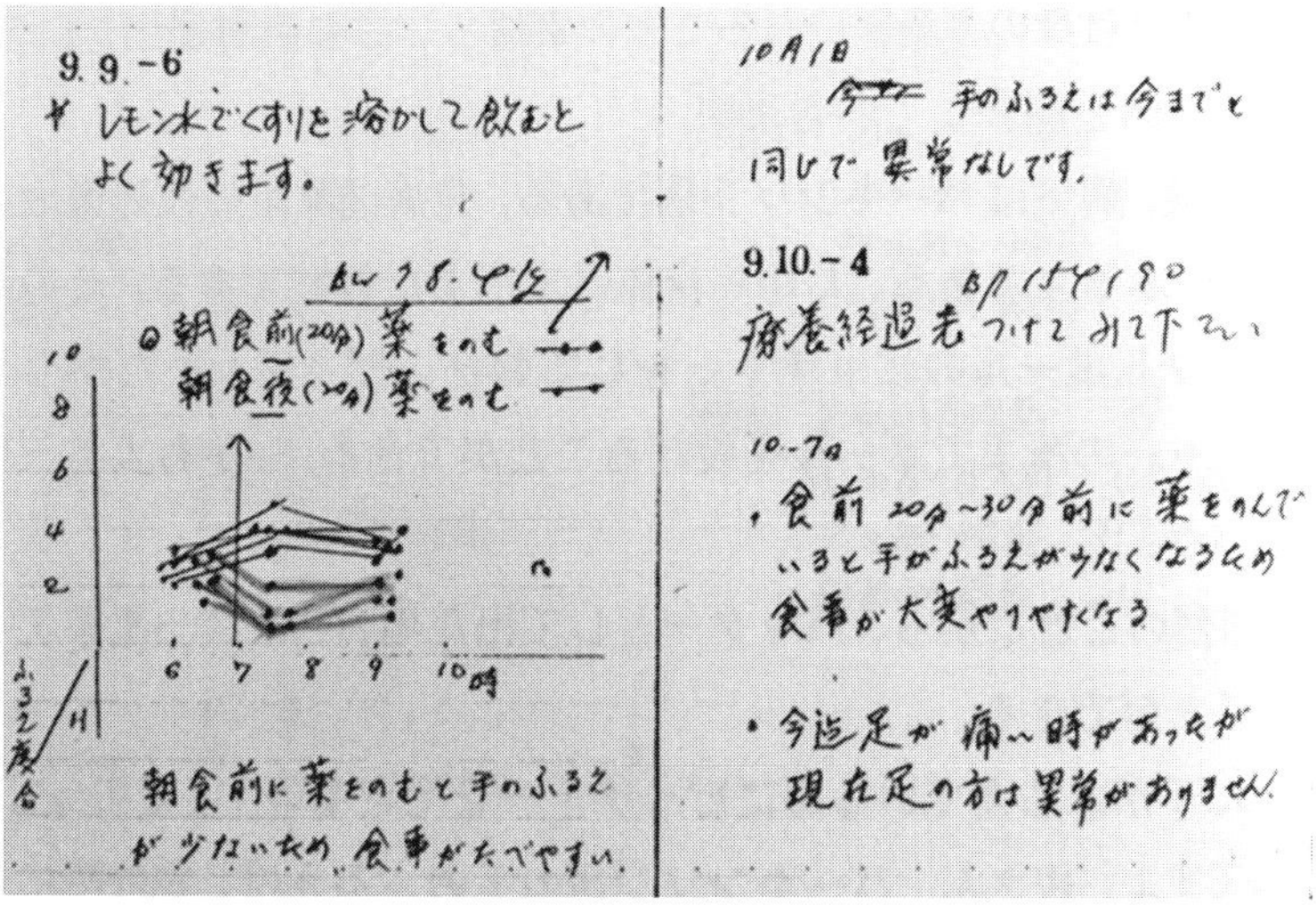

写真10　パーキンソン病患者の「わたしのカルテ」

社の朝礼の時に前に出て巻き紙を開いて「社訓」を読まなければならないのです。その時にパーキンソン病だから手が震えて巻き紙が揺れる。それが嫌でたまらないので何とかなりませんかと、言われました。

写真10のように、「レモン水で薬を溶かして飲むとよく効きます」と、私はカルテに書いています。

しかし、残念ながら、全然効かなかったのです。それで彼は自分で工夫をしました。普通、薬って食後に飲むことが多いですね。しかし、彼は食前に飲んでみたのです。そうすると、震えが減ったのです！　それで、食事が食べやすくなったと書いておられます。私よりもえらいよね。私は「レモン水」と、言っただけやから。

この方は薬の飲み方を自分で考えて、巻き紙もなんとか読めるようになったのです。感心しました。この人は「自分の主治医」になっておられる。私の

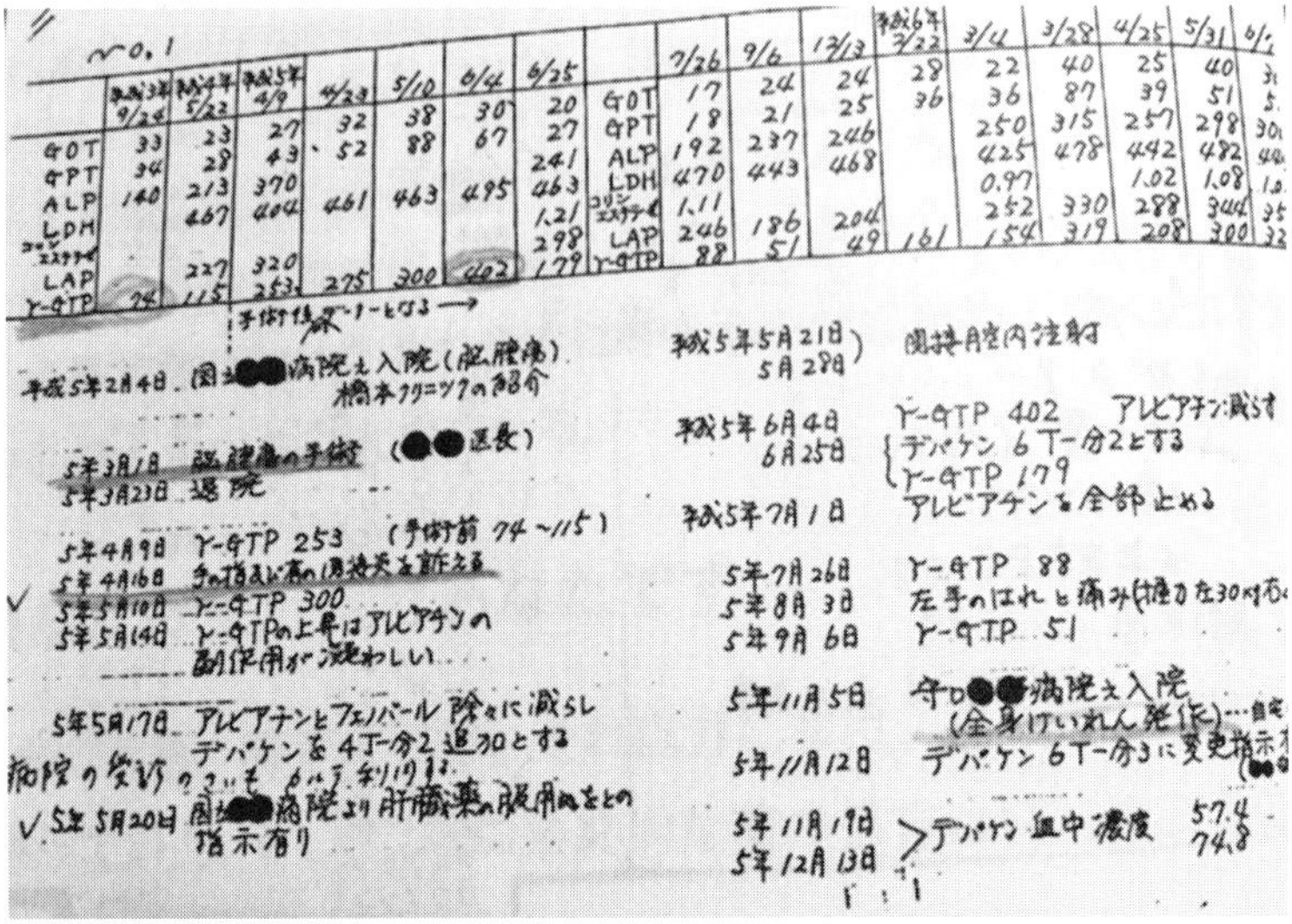
No.1

	平成3年 9/24	平成4年 5/22	平成5年 4/9	4/23	5/10	6/4	6/25
GOT GPT ALP LDH コリンエステラーゼ LAP γ-GTP	33 34 140 24	23 28 213 467 227 115	27 43 370 404 320 253	32 52 461 275	38 88 463 300	30 67 495 402	20 27 241 463 1.21 298 179

	7/26	9/6	12/3	平成6年 3/22	3/4	3/28	4/25	5/31
GOT GPT ALP LDH コリンエステラーゼ LAP γ-GTP	17 18 192 470 1.11 246 88	24 21 237 443 186 51	24 25 246 468 204 49	28 36 161	22 36 250 425 0.97 252 154	40 87 315 478 330 319	25 39 257 442 1.02 288 208	40 51 298 482 1.08 344 300

手術後ゾーーーとなる→

平成5年2月4日　国立[redacted]病院え入院（脳腫瘍）橋本クリニックの紹介
5年3月11日　脳腫瘍の手術（[redacted]医長）
5年3月23日　退院
5年4月9日　γ-GTP 253（手術前 74〜115）
5年4月16日　手の指と肩の傷み[illegible]を訴える
5年5月10日　γ-GTP 300
5年5月14日　γ-GTPの上昇はアレビアチンの副作用が疑わしい
5年5月17日　アレビアチンとフェノバール除々に減らしデパケンを4T一分2追加とする
病院の受診のさいも[illegible]
5年5月20日　国立[redacted]病院より肝臓薬の服用をとの指示有り
平成5年5月21日・5月28日）関接腔内注射
平成5年6月4日　γ-GTP 402　アレビアチン減らす
6月25日　デパケン 6T一分2とする　γ-GTP 179
平成5年7月1日　アレビアチンを全部止める
5年7月26日　γ-GTP 88
5年8月3日　左手のしびれと痛み
5年9月6日　γ-GTP 51
5年11月5日　国立[redacted]病院え入院（全身けいれん発作）
5年11月12日　デパケン 6T一分3に変更指示
5年11月19日・5年12月13日＞デパケン血中濃度　57.4　74.8

写真11　患者自身が作成した病歴

理想だと思いました。

【実例2】

もうひとり、「自分の主治医」になっておられる方を紹介します。

私は血液検査の結果は、患者さんに全部お渡ししています。するとその方は、その結果を表にされていたのです。また病気の経過も自分で書いておられます。大変な病気でした。三月一一日に脳腫瘍（＊9）の手術で入院し手術を受けて、術後一カ月半には、指と肩が痛くて挙らなくなった（＊10）。そして、一一月には全身痙攣《けいれん》を起こしている。

そして写真11のように、病気の経過と血液検査の結果を表にしておられるのです。

この方がこれを国立病院の脳外科の先生に見せたところ、「えらいええもんあるなあ。病院のカルテより、よく分かるからコピーさせてください」と言われて、コピーして病院のカルテに貼り付けられたそうです。これも「患者さんが主治医」になっておられる実例だと感心したものです。

（＊9）脳の細胞や神経・脳をつつむ膜から発生する原発性脳腫瘍と、肺がんや乳がんから脳に転移する転移性脳腫瘍がある。原発性は、良性と悪性に分類される。良性腫瘍としては、髄膜種《ずいまくしゅ》、下垂体腺腫《かすいたいせんしゅ》、神経鞘腫《しんけいしょうしゅ》などがある。

（＊10）肩手症候群：複合性局所疼痛症候群　一九四七年 Steinbrocker によって報告された。外傷や片麻痺後に肩関節と手指の疼痛と腫脹、運動制限などを示す原因不明の疾患である。しかし、この人の場合は、抗けいれん剤フェノバルビタールの過量による薬剤性の障害であった。フェノバルビタールを漸減《ぜんげん》したところ、一〇日目に夜間の疼痛は消失した。

マスコミの反応

COML《コムル》にて講演すれば新聞社の取材あいつぎ多忙となる日々（＊11）

新聞に掲載されると「わたしのカルテ」一躍《いちやく》全国区になりたる

（＊11）認定NPO法人「ささえあい医療人権センターCOML」（コムル）。〝賢い患者になりましょう〟を合い言葉に、辻本好子氏が一九九〇年九月に設立したNPO。患者が自立・成熟し、主体的に医療に参加することを目指している。患者と医療者が対立するのではなく、〝協働〟する医療の実現が

COML の願いである。

開業七年目の一九八五年から「わたしのカルテ」を始め、その後もずっと続けていました。すると八年後の一九九三年一一月に読売新聞の記者から「先生、〝わたしのカルテ〟まだ続けておられますか」と、電話があり取材に来られました。それまでの八年間は誰からも注目されなかったのですが、彼はこんな記事を書いてくれました。

「今日のノート」　記者　三木健二（読売新聞）

大阪府守口市で開業しているある神経内科医の一〇年にわたる実践《じっせん》は徹底したものだ。中高年の患者が多いので複数の医療機関で治療中という患者も多い。

病院と診療所でそれまで何種類かの薬が処方されているから、この医師が出す薬との相互作用によって副作用がおきかねない。

そこで、他の医療機関で処方された薬を服用中の患者には、その薬を持ってきてもらい、相互作用の心配のない薬を選ぶ。検査結果は患者携帯用の「わたしのカルテ」に貼り付け、診断や注意事項は書き込む。

医療情報は患者自身のものという信念に基づいた実践《じっせん》は確かに手間がかかる。しかし薬害防止のほか、慢性病の患者が、検査値を見て日々の養生を心がけるようになったこと、旅先で倒れた時、この手帳を見せ適切な治療を受けられたといった利点は多い。

何より患者と信頼関係が深まったのが収穫だろう。こうした実践はまだまだ少数で、薬の副作用、相互作用に無頓着《むとんちゃく》な医師が多いことを見せつけたのが、抗ウイルス剤ソリブジンと抗がん剤の併用による副作用で一四人が死亡した事故だ（＊12）。いずれもガンで闘病中の中高年の人に起きた悲劇である。

厚生省、メーカー、医師の責任、ガン告知の問題も絡《から》んだ複合的な事故だが、医学教育、行政、メーカーとも医療の「負の面」を軽んじ、患者への情報提供が不十分な日本の医療の体質を見逃してはならない。

（＊12）ソリブジン事件。ソリブジンは帯状疱疹《たいじょうほうしん》によく効く抗ウイルス剤。ただし、抗がん剤の5-FUと化学構造がよく似ているため、両者を服用すると、5-FUの代謝が阻害《そがい》され、5-FUの血中濃度が異常なほど高濃度になり、骨髄障害を引き起こして死亡する。

やっぱり〝新聞の威力〟ってすごいですよ。写真12のように一九九四年には、各社から次から次へと取材依頼がきました。

毎日新聞　梶川伸記者　「患者三千人と交換日記」一九九四年五月二〇日

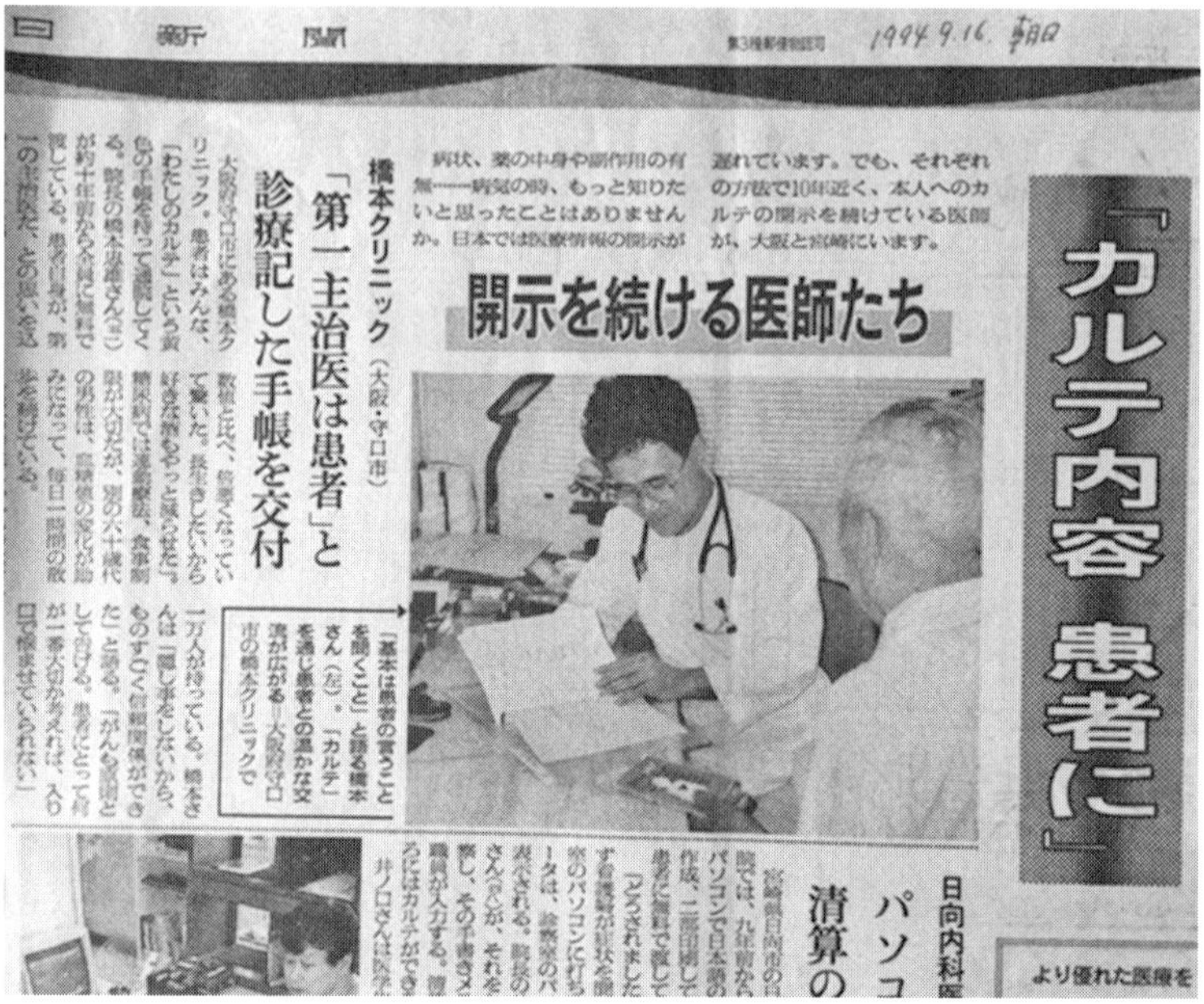

1994.9.16. 朝日

「カルテ内容 患者に」

病状、薬の中身や副作用の有無――病気の時、もっと知りたいと思ったことはありませんか。日本では医療情報の開示が遅れています。でも、それぞれの方法で10年近く、本人へのカルテの開示を続けている医師が、大阪と宮崎にいます。

開示を続ける医師たち

橋本クリニック（大阪・守口市）

「第一主治医は患者」と 診療記した手帳を交付

「基本は患者の言うことを聞くこと」と語る橋本さん（左）。「カルテ」を通じ患者との温かな交流が広がる＝大阪府守口市の橋本クリニックで

写真12　朝日新聞（1994年）

読売新聞　丸木一成記者「優しさのカルテ」一九九四年六月三日

朝日新聞　三宅貴江記者「開示を続ける医師たち」一九九四年九月一六日

こういう記事が立て続けに新聞に載ったのです。

もう、大変な忙しさでした。そして私はいっぺんに有名になりました。テレビに出るは、ラジオに出るは、本を書いてください、講演に来て下さいなどと、依頼が殺到しました。大阪市だけではなく、堺市、京都府、滋賀県、福井県、岡山県にも行きました。

そうしたら、お医者さんたちはこんなふうに質問されました。

「そんな手間なことやってられますか」

「そんなの渡しても患者さんは持ってこないのでは」

「診察時間が長くなって困るのと違いますか」

「誤診したらどうしますか。データを渡してるから、裁判になったりするのでは」

「看護師さんの負担になっているのではないですか」

「事務の人も診察室に入るのは、プライバシーの問題もあって、患者さんに嫌がられるのではないですか」

私はそれらの質問に対して次のように答えました。

「いいえ、うちの患者さんたちはだいたい八〇％以上の人が『わたしのカルテ』を持ってきてくれますよ」

診察時間の質問については、共同通信社の記者が診察室に入り、夜診の間ずっと立って見ておられました。そして、診察が終わった時にこう言ってくれました。

「先生の診察時間、他の開業医と全然変わりませんね。特別長いわけではないですね」

そしてこう付け加えてくれました。

「ただ、違うのは、患者さんと医師とのやり取りで、患者さんの口から薬の名前や肝炎の数値や血糖値が、出て来るのには驚きました。だから、効率の良い、質の高い医療ができているのですね」

こう言われて、とても嬉しかったですね。

そして、看護師さんたちから、今まで忙しすぎると苦情が出たことは一度もありません。看護師は、患者さんの介助をするだけではなく、医師が言ったことを記入したり、検査結果を貼付《はりつ》けたりしなければならないので、大変忙しいと思います。しかし、医師と協働で診療に参加しているというやりがいを感じてくれているのではないでしょうか。

また、誤診の問題は、私も気にはなっていました。しかし、一生懸命診療し、情報も開示していて、それで誤診するなら自分の力不足なので仕方がない。もちろん誤診はないことが望ましいですが、人間だから間違いもあるかもしれない。そんな時は謝るしかないと思っています。

しかし、患者さんとの信頼関係はとても強いので、滅多なことは起こらないのではないでしょうか。幸いなことに今まで訴えられたことは一度もないです。

プライバシーの問題は、私も最初は心配しました。いままで診察室に入るのは、医師と看護師だけなのですから。そこで、最初は問診票に、「診察室に事務の人も同席しますが、よろしいでしょうか。可または不可のどちらかに○をつけて下さい」という項目を作りました。しかし、いままで「不可」とされた方は、一名だけでした。そこで、最近ではその項目は削除して、同席しない方がいいと思われる方がおられる場合は、事務の人にあらかじめ診察室から退去してもらっています。しかし、そんなことは滅多にないですね。逆に、長く通院されている患者さんなどは、事務の人が同席していると、安心されるのか嬉しそうでもあります。

医師と患者さんのふたりだけではなく、看護師、事務職も同席している医療現場は、オープンで隠し立てのない医療をしているという安心感もあるのではないでしょうか。

患者さんが主人公

それから患者さんが、自分の病気に対して積極的になってくる、これが素晴らしいところです。私は、このカルテは「他所《よそ》の先生のところへ持って行って下さい」と、言っています。すると、全然見てくれない医師もありますが、中にはコメントまで書いてくれる医師もあります。そういう話を聞くと嬉しいですね。

ある整形の医師が、「あなたの腰痛はひどいから今度ＭＲＩをとりましょう」と、書かれていました。その同じカルテに眼科の医師が「あなたの糖尿病の眼底は〝スコットⅡ〟（＊13）という変化です。これからも注意して下さいね」と、書いてくれていました。

ですから、このカルテを見れば、この患者さんが私以外にも、整形外科や眼科にもかかっているのが分かります。またどんな薬を飲んでいるのかも分かりますから、相互作用のない薬を選ぶこともできます。

（＊13）糖尿病の眼底の分類。病変の程度によって、Scott Ia 期から網膜剥離《もうまくはくり》にいたる Scott VI 期まである。

電子カルテの導入（二〇〇〇年）

介護保険法が施行されたのは二〇〇〇年です。同年に、写真13のように診察室に電子カルテを導入しました。看護師さんが使用しているのも含めて七台のモニターが入っています。

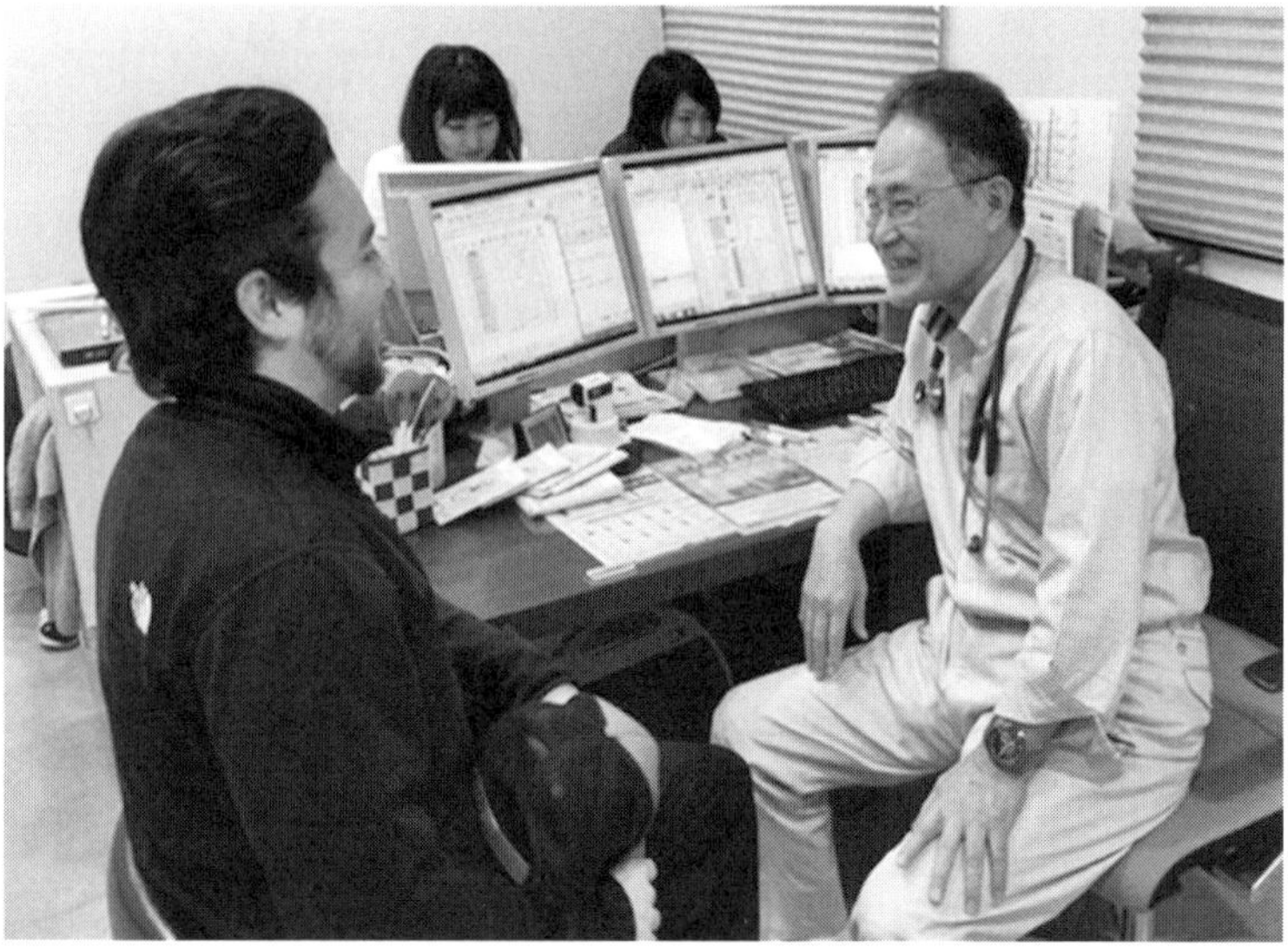

写真13　電子カルテの導入（2000年）

二〇二〇年に読売新聞の記者が来られて、「一つの診察室に七台もモニターが入っているのは初めて見ました」と、驚かれていました。

診察の折、例えばこの患者さんが「二週間前の夜から、咳が出て寝られない。ぜぇぜぇしてる」と言われると、事務の人がパソコンに同時入力をしていくのです。しかし打ち間違うこともありますよね。例えば「一週間前」とか書くとすると、彼が画面を見て「違いますよ。二週間前からです」と、訂正できるのです。これは別の角度から見れば、患者さんには「情報の自己コントロール権」があるということです。

患者さんは、自分の訴えがどのようにカルテに記載されるのか、医者がどう判断し、どんな検査をして、どんな薬を処方するのか、目の前で見ることができるのです。

オープンな隠し立てのない医療の現場に接し

て、患者さんも安心されるのではないでしょうか。

もうひとついいことは、私はずっと患者さんと対面して診察していますね。最近よく聞くのは、「病院にいくと若い医者がパソコンばかり見ていて、私の顔を一度も見てくれない。あんなんで私のこと分かってるんやろか」って怒ってる人もあります。

しかし、〝橋本方式〟なら問題ないでしょう。ずっと患者さんを見ているわけですから。ただね、「しゃべり過ぎですよ」と、看護師さんからサインを送られることはありますが。私は一番右側の画面に、彼のデータを出して見ます。また病気の説明をする時は、インターネットの情報を取り出して説明することもあります。

「医療記録の開示を進める医師の会」結成（一九九六年）

医療記録の開示を進める運動が全国に広がり、「医療記録の開示を進める医師の会」が結成されました。この運動が全国に広まったこともあって、皆さんは今、病院に行けば必ず「おくすり手帳」（＊14）をもらいますね。検査データもくれますね。ＭＲＩやＣＴを撮った時には、ＣＤ‐Ｒにしてもらいますね。そういうふうに、世の中が変わったのです。そのことを私はとても嬉しく思っています。

（＊14）一九九三年に抗がん剤と抗ウイルス剤の併用により死亡事故が起きたので、それを防ぐために、

「おくすり手帳」が導入されはじめた。また、一九九五年に阪神・淡路大震災が発生した時に、従来飲んでいた薬が分からずに、救護所で適切な薬を処方することが難しかったので、「おくすり手帳」が普及するようになった。二〇〇〇年には、薬の併用注意や禁忌《きんき》などを確認する効果が認められ、厚生労働省の正式な制度となり、薬剤名が「おくすり手帳」に記載された場合、薬剤情報提供料が薬局に支払われるようになった。

自主学習

開業する時、先輩たちから「医学の進歩に遅れてしまうよ」と、忠告を受けていたので、絶えず医学知識をアップデートしようと努力しました。講演会に積極的に出席するのはもちろんですが、講師に教えてもらうだけではなく、開業医が自主的に学習することも大事だと思いました。

そこで、四人の有志らと計《はか》らって、夜診が終わってから各人の家を持ち回りで、症例検討を始めました。診断のつかない症例、ぜひ皆が知っておいた方がいい症例など、持ち寄って夜遅くまで学習しました。また大学から講師に来てもらってエコー（超音波検査）の学習もしました。

そして、参加希望者が増えてきたので、一九八〇年一〇月から保険医協会の「守口支部臨床懇談会《りんしょうこんだんかい》」を作り、広く参加者を募《つの》りました。また参加者が増えてきたので「京阪沿線地区臨床懇談会」と改名し、京阪沿線のドクターも参加されるようになりました。十数人の参加があったと思います。さらに一九八六年には府下の開業医に呼びかけて、「大阪府保険医協会臨床懇談会」にまで発展したことでした。

月に一度開業医が集まって日常診療の症例検討を行うのは、従来の講演会一辺倒の勉強スタイルを一新するもので、画期的であったと思います。

以下の『大阪保険医雑誌』(*15)に私が投稿した症例は、是非知っておいてもらいたい症例や、興味深い事例を報告したものです。

「頭痛を主訴として来院した転移性脳腫瘍の一例」　一九八三年一一月　一六〇号
「高血圧症と多発性嚢胞腎《のうほうじん》」　一九八四年五月　一六七号
「青ブダイ中毒の一例」　一九八五年一月　一七九号

などです。特に「青ブダイ中毒の一例」(*16)は、貴重な発表だったと思います。

また、クリニックの医療についてもいくつか投稿しています。

「地域中心の姿勢が経営安定の根本」　『大阪府保険医雑誌』一九八四年二月、一六四号
「新しい開業医像をめざして」　『月刊保団連』一九八五年一月、二一一号
「開業医から中小病院に望むこと」　『月刊保団連』一九八七年七月、二六三号
「神経内科医として難病に取りくんで」　『大阪府保険医雑誌』一九九六年九月、三五三号
「医院と患者を結ぶ絆──『わたしのカルテ』」　『大阪府保険医雑誌』二〇〇五年一一月、四六五号
「患者との信頼関係に心砕いて四〇年」　『大阪府保険医雑誌』二〇一九年六月、六三三号

（＊15）一九七三年に創刊された歴史のあるユニークな〝地域誌〟です。「国民医療の向上」と「開業医の権利擁護《ようご》」を掲げて活動する大阪府保険医協会が発行しています。発行部数は六五〇〇部。会員数約六〇〇〇人と医師会や国会議員に無料贈呈している。二〇二二年六月の時点で、六七〇号になっている。

（＊16）青ブダイという魚を食べることにより発症する。加熱調理しても毒性は失われない。一九五三年から二〇二〇年にかけて、四六件の中毒記録があり、患者総数は一四五名、そのうち八名が死亡している。毒の本体は、生化学的性状がパリトキシンによく似た物質と考えられているが、化学構造の解明には至っていない。吐気、嘔吐、腹痛、下痢、悪寒、筋肉痛、筋力低下、血圧低下等の症状を呈し、重篤《じゅうとく》な場合は死に至る。回復には数日から数週間かかり、また致死時間は十数時間から数日間と広範囲である。

また、保険医協会守口支部が一九八〇年一〇月に「医療と健康について考える守口市民懇談会」を関西医大講堂で開催しました。これは同年四月、自・社・公・民により出された健保修正案に反対して展開された住民運動でもあったのです。

このような集会は、次のような日時と内容で、計七回開催されています。

第一回「高血圧と脳卒中」　一九八〇年一〇月　五六人　講師　橋本忠雄

第二回「食品と公害」　一九八一年三月　五六人　講師　浦山淳先生

第三回「老人ボケにならないために」　一九八二年三月　一五〇人　講師　橋本忠雄
第四回「子どもの心のくずれの特徴」　一九八三年七月　四〇人　講師　高浜介二教授
第五回「胃潰瘍、胃がんと貧血」　一九八四年四月　四五人　講師　藤井康英先生
第六回「おしっこと健康」　一九八四年五月　三四人　講師　森崎堅太郎先生
第七回「歯と健康」　一九八四年六月　五二人　講師　吉田春陽先生

各回とも講演以外に健保改悪、老人保健法改悪などについて訴えました。また、市民の側からは医療相談が多数出され、市民との対話が大きく前進しました。

『橋本クリニック物語』（一九九七年）

「お棺には先生の新聞を入れてね」胸のそばに置くと微笑んでみえたと
死亡診断書に「安らかに逝かれました」の付記あれば家族も葬儀屋も泣きぬ

ある時、患者さんの作文を募集しました。「何を書いてくださってもいいですよ。ただし、橋本クリニックとの関係も少しだけ書いて下さいね」。すると、一三七人もの投稿が集まったので、本にしてしまおうと一九九七年に『橋本クリニック物語』を発行しました。

そのなかに、Ａさんの妹さんが寄せてくれた作文「旅立ち」があるので、それを紹介します。

姉は生前に、「私が死んだら、『橋本クリニック・タイムズ』（＊17）を一号から揃《そろ》えてお棺のなかにいれてほしい」と、申しておりましたので、約束通り重ねてお棺の中に入れましたところ、葬儀屋さんが「紙は燃えにくいので、皆さんに一枚ずつ入れていただきましょう」と言われたので、お棺の周りから胸の辺りまで並べ終えて顔を見ましたら、私には嬉しそうに笑っているかのように見えました。あの世で何回も読みなおしているかと思います。

なお先生も医者の不養生にならないようにくれぐれもご自愛くださいまして、ますますお元気でご活躍の程お祈りいたしますとともに、スタッフの皆さん、今後とも末永く宜しくお願い致します。

こういう作文をね……また、涙が出てきました。嬉しいですよ、こんなこと書いてくれたら。時々泣いてしまいますね。

（＊17）私たちが発行していた院内新聞。一九八〇（昭和五五）年発行。病気の話やクリニックからのお知らせ、また患者訪問の記事などを載せた（四二頁参照）。

患者さんへ贈った「詩」

白寿まで母を生かして欲しいと言われ桜散る道を往診に行く
花冷えの頬をさすりて送りしは願いてありし九十九の春

次に、「全く苦痛のない理想的な亡くなり方」をされた患者さんの話をしたいと思います。あの、やっぱり死ぬ時ってしんどいですよね。全く苦痛のない理想的な死などは、まず珍しいです。ガンの痛みや、悪液質（＊18）でしんどかったり、食べられなくなったり、痰が絡《から》んでなかなか出せなくなったり、呼吸が苦しくなってきたり、胸が痛んだり、褥瘡《じょくそう》（＊19）ができたり、それから便秘も大きな問題になります。本当にいろんな苦痛があります。

しかし、全く苦痛のない、夢のような亡くなり方をされた方がおられました。

その方に贈った「春の別れ」の詩を朗読させていただきます。詩は、葬儀の日に皆さんの前で朗読されたそうです。

（＊18）カヘキシアという。がんや慢性心不全、慢性腎不全、自己免疫疾患などの慢性疾患を背景とした低栄養の状態。骨格筋の低下や脂肪量の減少を特徴とする。骨格筋量の減少や衰えは、生活の質（QOL）や生命予後に悪影響をあたえる。

（＊19）寝たきりによって、体重で圧迫されている体の部分の血流が悪くなったり滞《とどこお》ることで、皮膚が赤い色調をおびたり、ただれたり、傷ができてしまうこと。一般には「床ずれ」とも言われている。

「春の別れ」

橋本忠雄

あなたは　丸顔の　林檎《りんご》のような　赤いぽっちゃりとした頬のまま
六〇日以上も　眠り続けておられました
ときたま息が大きくなったり　瞳をすこうし開かれたり
何か云いたそうに唇を小さく動かされたり
しかしなんとも言えず穏やかな　今すぐにも　微笑まれそうな寝姿で
ありました

九九歳の誕生日まで　生かしてほしいという娘さんの希望を優に越えて
たった一本の点滴しか
体内に入らないというのに
痩《や》せもせず　顔色も良く
手足も冷たくならず

いっさいの苦痛のあらわれが　露ほどもなく
ただただあなたは
眠り続けておられました

東京音大を出て　大手前高校の音楽の先生をなさっていたあなたは
ついこの間までピアノを弾き
嫋《たお》やかな細い声で
野薔薇《のばら》を歌っておられました
そして何ということもなく
どんな病気になられたというのでもなく
食べなくなり　話さなくなり　動かなくなり
ただ静かに　ひたすら静かに　意識をなくしたまま
自宅のベッドに　臥《ふ》せたままになられたのでありました

私はときどき
細い道を通って　あなたの所へ往診に
出かけますが

今日は何ともいえず　暖かな
太陽の光りに満ちた　春の午後ではありました
桜の花びらが　微かな風に軽やかに舞い
私の顔にも　降りそそいでいました

私はあなたの　ゆっくりとした脈に触れ
呼吸音の清澄《せいちょう》なのを聴き
結膜にすこうし貧血があるのを観《み》
床ずれのないのを確かめ
そしていつものように
あなたの頬を
両手でゆっくりと摩《さす》ってみました
少し　花冷えするような
掌《てのひら》に　ひんやりとするような
それでもやはり　林檎のような　ぽっちゃりとした　赤い頬
もうじき　お別れなのですね
あなたは十分に

十二分に生きられたのですね
人間がこんなにも
穏やかに死んでいけるなんて
まるで夢を見ているようです

今日は　なんともいえず穏やかな
春の一日ではありました

あなたとのお別れを　いとおしむように
あなたとのお別れを　祝福するように
あなたの家の　庭の桜が
今も頻《しき》りに散っています

一九九二年四月

四　スタッフとともに

耕した畑に種は飛んできて自ずから芽吹いて花を咲かせた
クリニックの医療に共感してくれるスタッフこそがわが誇りなり

畑を耕せば、自ら芽生える

四四年前の一九七八年六月一日に、たった三人で始めたクリニックでしたが、今ではパートの人も含めると約一〇〇人の大所帯になりました。私は二〇一四年一一月一日、長男に院長を引き継いでもらうまで三六年間、院長としての職責にありました。七年前に長男が継いだ時は、約六〇～七〇人くらいの職員だったので、その後の発展は息子たちのさらなる参加と職員たちの働きが大きいと思います。

私はクリニックを始める時に、どのように職員を育てればよいのかと考えました。

色々と策を練るよりも、自分がしっかりと畑を耕しておけば、そこへ飛んできた種は自力で芽を出すだろう。そして、成長して花を咲かせたり、木になって実をつけてくれるのではないかと思いました。

自分が患者中心の医療を一生懸命実行すれば、職員もついて来てくれるのではないかという期待でした。

もちろん、すべてが上手くいったとは言えませんが、クリニックがここまで発展することができたという事実は、私の期待があながち間違ったものではなかったと、証明してくれているのではないでしょうか。

そうした職員のなかで、耕した畑で見事に育ってくれ、クリニックの発展に大きく寄与してくれた三名の職員を紹介したいと思います。彼女たちが投稿してくれた一九九七年発行の『橋本クリニック物語』の文章からも自ずから芽吹いて花を咲かせた経過が伝わってきます。併せて紹介させていただきます。

【H・Kさんのこと】

彼女は、田尻先生のおられた西淀病院に通院していましたが、「守口市なら橋本クリニックがあるよ」と、紹介されてこられた患者さんでした。

通院三カ月後、彼女から〝クリニックで働きたい〟との手紙をもらいました。しかし、医療に関する資格を何も持ってなかったので、最初は断ろうかと思ったのですが、そんなに意欲を持っている人ならいいかもしれないと思い、面接をしました。

面接の時、彼女は三九歳でした。次の文は彼女のクリニックへの志望動機です。

患者として通っていた橋本クリニックの窓口に置いてあった先生の著書『あなたにカルテを差し上げます』を読んで、地域医療の世界を知りました。「あなたの身体の主人公はあなたです。医者は第二の主治医なのです」という内容。

患者さんになにかあれば、夜中でも駆けつけるお医者さんの姿。外来に貼ってある患者さんを「クリニック劇団」に誘うポスター。薬よりも効くのは、患者さん自身の生き生きとした生活という考え方。正確にいうと、患者として本を読んだのが先で、その時は漠然《ばくぜん》と「こんなお医者さんがおられる」ことに驚いたのでした。ただ、私を医療の世界に導いてくれたのは、間違いなく忠雄先生とその本です。


一九九六年、彼女はまず事務として働き始めました。ちょうどその頃、「わたしのカルテ」が世間に話題になった頃で、マスコミ取材や『カルテ開示を進める医師の会』などの仕事で、とても忙しくなってきた時期でしたが、彼女はそれらの仕事の窓口として手際《てぎわ》よく対応してくれました。

夜間学校に通いながら医療事務の資格を取りました。そして二〇〇〇年に電子カルテが導入された頃、ヘルパーの資格を得て、通所リハビリで働くようになりました。さらに、介護福祉士、そしてケアマネージャー（介護支援専門員）、社会福祉士の資格も取得していきました。

働きながら、これほど沢山の資格を取るというのは大変なことだと思いますが、次には看護師になりたいと希望しました。ケアマネージャーとして訪問診療の場に居合わせても、医学的知識がなくて患者さんに自分が十分に応えられないのがもどかしいと、言うのです。しかし、高齢（当時五六歳）なため、いくつかの看護学校は試験さえ受けさせてくれませんでしたが、ただ一校だけ（東大阪准看護学校）が、彼女の熱心さに打たれて受験を許可してくれて、彼女は看護師の資格を得ました。二年前に定年を迎えて、現在は嘱託《しょくたく》になっていますが、今でも看護師としてまたケアマネとして働いています。「看護師になるまで、よう頑張ったなあ」という私に、「先生や貴司先生の勧めが私の背中を押してくれたのです」と、彼女は言っています。

H・Kさんが『橋本クリニック物語』（一九九七年）に寄せてくれた文章です。

そこは不思議なクリニックだった。待合室に「クリニック劇団員募集」のポスターが貼ってあり、「お星さまになりたい人、亀になりたい人」と、書いてある。普通の病院では、患者さんは受付に来ると診察券を入れておとなしく待っているものである。そして順番が来ると医者の診察を受け、矢継ぎ早の質問にオロオロして答え、「大丈夫でしょう」とか「今日は検査をしておきます」「薬を出しておきます」とか、医者に方針を出してもらって治療をうける。辛《かろ》うじて訊くとすれば「今日はお風呂に入ってもいいでしょうか」とか言うくらい……。

ところが、ここの患者さんは違う。いきなり受付で「今日は注射と吸入お願いします」「血圧の薬と安定剤二週間分下さい」「血圧測って下さい」などと言われる。診察するときの橋本院長の言葉もふるっている。大抵の医者は、自分で方針を出すが、院長はまず患者の話をよく聞く。聞き上手だと思う。このことだけでも患者は安心する。だから先生に会いたくて、病気になって（？）来るお年寄りがおられたりする。院長は方針を出される時も、「○○しなさい」とかではなくて「○○しとくか?」と、言われる。「病気を治すのは患者自身。自分たちはその手助けをしているだけです」という姿勢がよく見える。患者も主体的にならざるをえなくなる。

クリニックが狭い治療の枠を超えて、「お星さまになりたい人」と呼びかけるのも、きっと「ここを上手に利用して楽しく生きて!」という院長の思いの表れなのだろう。人間が暗闇を恐れるのは、何があるか分からないという恐怖からだと思う。私が始めてクリニックの受付に立った時、頭の中は真っ白で〝ここは何処、私は誰〟状態だったけれど、患者さんが医者任せになってしまうのも結局、先が見えないからじゃないかと思う。インフォームド・コンセントなどと難しい言葉を使わなくても、ここの患者さんは院長が言葉と行動で示される毎日の診療の積み重ねの中で、それを体得されているように見受けられる。

「医者にかかるかどうかは、その人の困り具合で決めたらええんや」、その院長の言葉に、目から鱗《うろこ》が落ちた気がした。医療の世界だけは聖域だと思っていた私は「患者さんは、自動販売機のようにボタンを押したらパッと答えが出るみたいに思っているけど、医療っていうのは不確かなものなんや」と、公言する医師に出会って、逆に安心してしまった。「私は明日も来た方がいいのでしょうか?」そう訊《たず》ねる初めての患者さんに分かりやすく説明をする院長。その院長の言葉を通して、「される医療からする医療へ」そしてさらにもう一歩進んで「ここを利用して幸せに」なって貰えたらと思う。

【S・Mさんのこと】

面接に来た時、彼女は三二歳でした。いままでセールスの仕事をしていて、医療のことは全く知らないと言う。しかし、積極性と人間的魅力を感じたので、採用することにしました。すぐに、通信教育で医療事務の資格をとり、まもなく事務部門のリーダーになりました。また患者への接し方にも優れていて、患者のクレームなどにも適切に対応してくれました。

そして、まずなによりも特記したいことは、電子カルテの導入に果たした彼女の働きです。「電子カルテを導入しようと思うのだが」との私の言葉に、就職して数カ月しか経たない彼女が「私がやってみます」と即答してくれたのです。

それからの彼女の働きは素晴らしかった。パソコンも電子カルテのことも全く分かっていない私に代わって、彼女は電子カルテ「ダイナミクス」の開発者の吉原正彦先生を訪ねて行き、先生から電子カルテに関する色々なことを教えてもらってきたのです。

当時、電子カルテを使っておられるドクターは少なかったのですが、診療所に電子カルテを導入されている「大阪市城東区の松岡先生の所に行きましょう」と、彼女が提案し、実際の現場を見に行きました。そして、クリニックにも導入できるという自信を得ることができたので、二〇〇〇年に電子カルテ「ダイナミクス」の導入にいたることができました。

その導入時の彼女の努力は大変だったと思います。電子カルテになど触れたことのない職員たちを説得し、訓練し、徐々にパソコンに慣れてもらうように働きかけていきました。

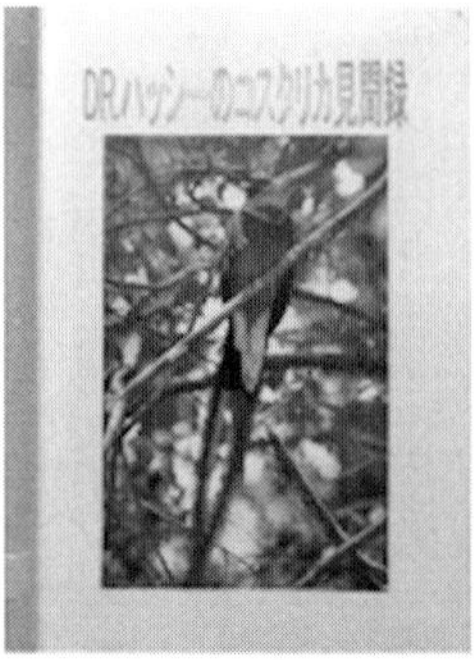

2010年

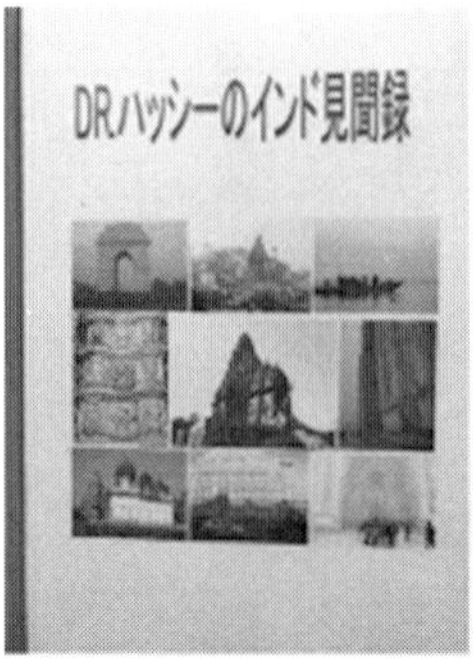

2011年

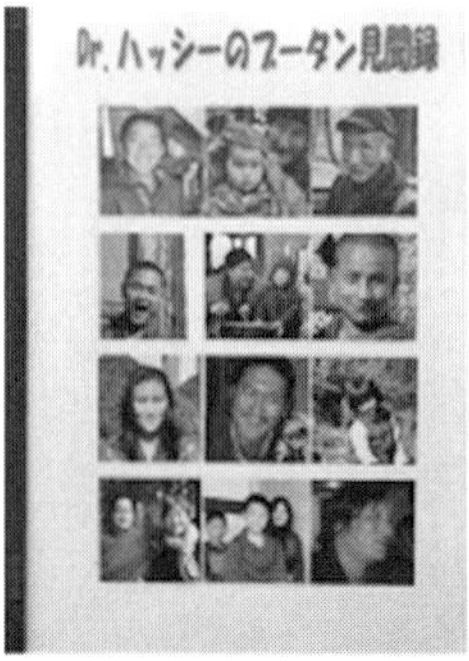

2012年

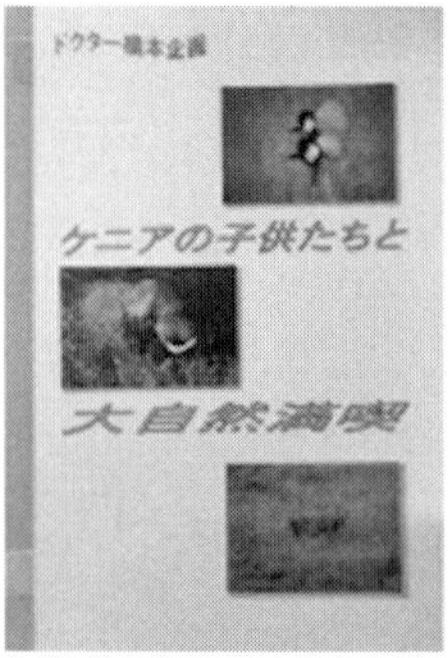

2012年

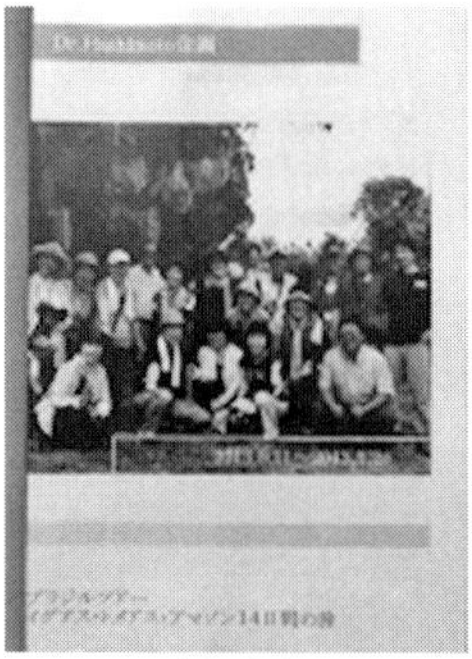

2013年

写真14　Dr.ハッシーの見聞録

今や、電子カルテがなければ医療の現場は回りません。そういう意味で彼女の働きは、クリニックにとってその重要さはいくら強調してもしきれないくらいです。

そして彼女は職場での働き方について、『大阪保険医雑誌』の特集号に二度投稿してくれています。一度目は二〇〇四年一一月号（第三二巻四五四号）の特集「やる気を引き出す雇用管理」に「医療界に可能性を求めて」と題して自分の経験を書いています。二度目は二〇〇五年五月号（第三三巻四六〇号）の特集「ITを活用した日常診療」に「橋本クリニックのIT徹底活用」と題して、おもにホームページの作成と活用について書いています。

彼女の活動としてもうひとつ述べておきたいのは、事務職員たちと協力して『Dr.ハッシーの旅行記』の五冊（写真14）を作成してくれたことです。

今から思えば、あんなに忙しい業務の合間を縫《ぬ》って、よくぞ作ってくれたものです。例えば、「ブータン見聞録」などは、写真入りで九〇頁にもなるかなり分厚い本です。狭い事務室で文句もいわず、印刷から製本、発送までよく頑張ってくれたものだと感謝に堪えません。これらの本は、私自身にとっても思い出深いものですが、外国事情を伝える本にもなっていて、友人や患者さんらにも好評でした。

現在、彼女は事務もやってくれていますが、若い者にリーダーの座は譲《ゆず》り、ケアマネとして、地域連《れん》携《けい》部部門長として、またクリニックの最高意思決定機関である経営会議の一員として頑張ってくれています。地域連携部部門長だけあって、地域の病院や看護センター、介護事業所、地域包括《ほうかつ》支援センターや患者さんらとの信頼関係はとても強いものがあります。

【Y・Kさんのこと】

彼女は、関西医科大学付属看護専門学校の学生の時、週三回クリニックの夜診のアルバイトに来てくれていました。診察の介助で、「わたしのカルテ」に私が患者さんに話した言葉を記入してくれていました。またクリニックの行事「死んでられまへんボケてられまへん大フェスティバル」（＊20）にも出演してくれました。

（＊20）一九九六年に大阪府守口市のエナジー・ホールを借り切って行った大フェスティバル。患者さんは、カラオケや舞踊《ぶよう》、大道芸などを披露《ひろう》してくれた。私たちは「開業の日の珍客《ちんきゃく》」という題で、朝日放送の仲川利久さんの脚本、演出でミュージカルを演じました。

ある日、彼女は、がん末期の患者さんの在宅医療に同行したことがありました。そこで訪問看護の様子を見た彼女は、「看護学校には在宅看護や地域医療のプログラムがない」のにクリニックでは実践《じっせん》されていることに驚き、在宅医療における看護師やケアマネの働きに感動したそうです。

そんな彼女は、アルバイトが終了する時、「将来きっと橋本クリニックに帰ってきます」と、言ってくれました。

卒業後、関西医科大学付属病院で働いていましたが、社会福祉の勉強をしたいと、二八歳の時に佛教大学に入学し、社会福祉士の資格を取得。卒業後は、京都府立医科大学に勤め、その間に結婚し子どもを育て、二〇一〇年に守口市に引っ越してきました。

二〇〇九年、彼女の父親が咽頭《いんとう》がんで亡くなられた時、橋本クリニックが最期まで往診や訪問看護を行い、自宅でお見送りしたことがありました。

そしてついに五年前（二〇一七年）に、彼女は橋本クリニックに戻ってきてくれたのです。彼女は現在、在宅医療に熱心に取り組んでくれています。

『橋本クリニック物語』（一九九七年）に次の文を寄せてくれていましたので、紹介致します。

今年七月、看護婦のIさんと一緒に、末期の胃がんである一人暮らしの患者さんを訪問しました。灯りの消えた薄暗い部屋の中でベッドに横たわっておられる姿を見た時、なんとも言えない程胸が詰まって呼吸ができなくなりました。Iさんの患者さんへの対応を聞きながら「今の私には何ができるのだろう。もしかしたら何もできないのではないか」と痛感し、あらためて絶対看護婦になるんだと強く心に決めました。数カ月後、永眠されたことを知りました。その時、掛け時計のメロディーが胸にしみるような音色で響いていたことをよく覚えています。

橋本クリニックでアルバイトをさせて頂くようになり、一年と三カ月になりますが、アルバイトというよりも実習をさせて頂いたという感じです。また大役を演じさせて頂いた貴重なミュージカル出演をはじめ、クリニックでしか体験できないことを沢山学び、人間的にも成長できたように思います。

仕事内容が全く分からずオロオロ、タジタジしながら汗をダラダラ流していた私に、優しく丁寧《ていねい》に分かりやすく、そして温かい中にも厳しい目で教えて下さった皆様、院長先生をはじめ、憧れの眼差しで見ていた看護婦の皆様が私に対して〝疾患とは、看護とは〟と問いかけて考えさせてくれる勉強の場を作って下さっていたことに感謝の気持ちでいっぱいです。

一年六カ月後の看護婦国家試験に合格し、晴れて看護婦として働くんだ！という気持ちと、こちらで学びえた知識を生かして、そして「辛いことがあったらいつでもおいでや」と頭をなでて下さった院長先生や看護婦さんの温かい言葉を支えに、これからはじまる臨床実習を乗り越えていきたいです。

常に目標を持ち続けてそれに向かって希望と一緒に前進していくことが、私にとっての一番のストレス解消です！　本当に有り難うございました。患者さんを含め、橋本クリニックに関わってこられる皆様は、私にとってなくてはならない存在です。

以上、クリニックで育ってくれた象徴的な三人の職員を紹介しました。私がそれほど肥沃《ひよく》な土地を用意したわけでもなかったのに、飛んできた彼女らの種は芽吹き、そして期待以上に成長してくれたようです。

人間関係の不思議さを痛感するとともに、そういう人間関係のなかで職員が成長してくれたお陰でクリニックも発展できたのだと、本当にありがたく思っています。

朝礼―クレドの斉唱《せいしょう》

橋本クリニックでは、毎日各部署の朝礼と全体朝礼を実施しています。写真15は医療部の朝礼で、真ん中に居るのが次男です。

全体朝礼には、各部署のチーフと看護師、コーディネーター、外来事務、本部事務などが参加します。

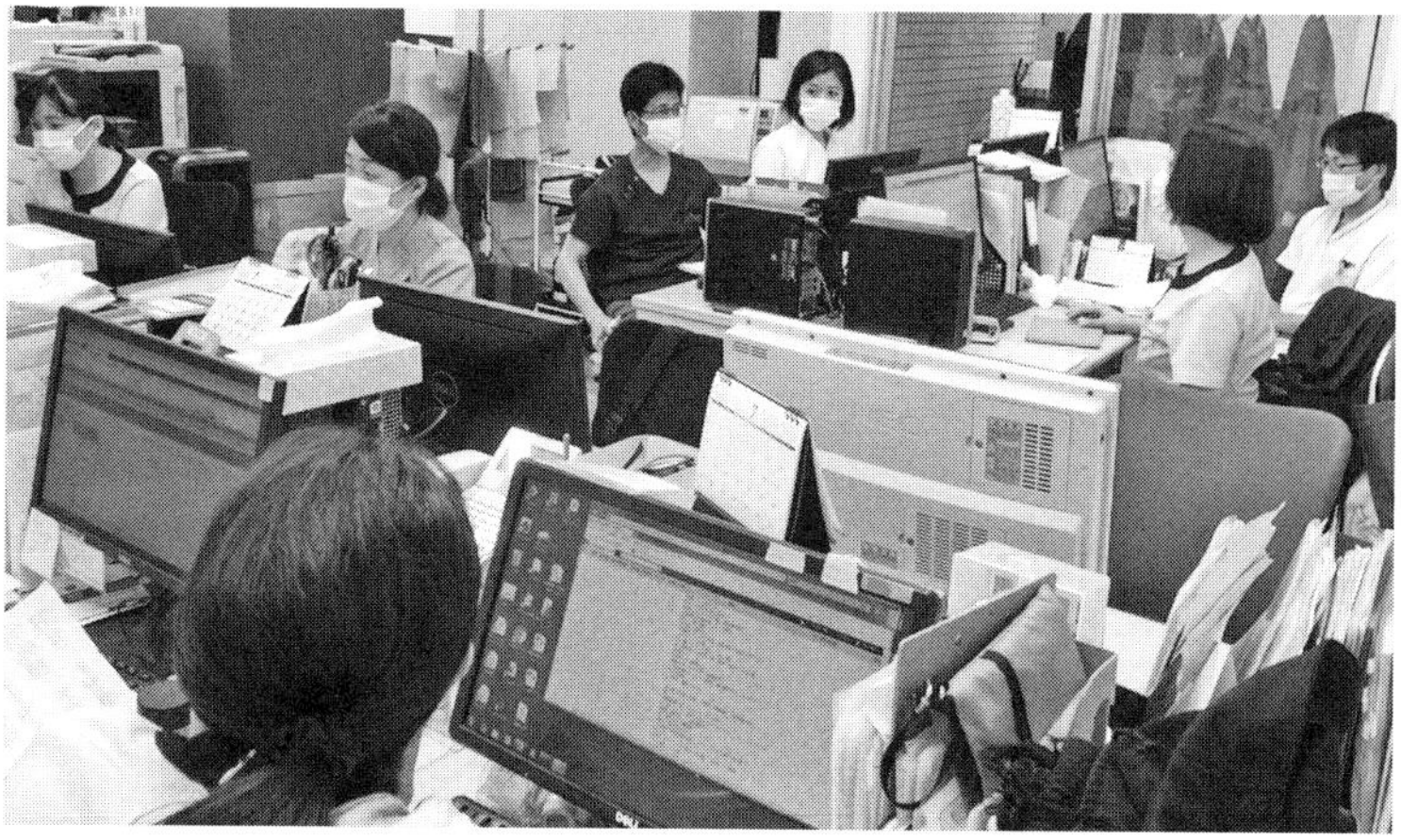

写真15　医療部朝礼

クレド（*21）をみんなで斉唱し、一日の仕事に取りかかります。

クレド

一　常に笑顔をこころがけます。
二　患者さんの立場になって親身な応対をします。
三　周りの状況を見て常に目配り気配りを心がけます。
四　最新の知識と技術を身につけ、質の高いサービスを提供します。
五　人間性を高め、社会人、医療人としての向上を目指します。
六　地域の状況を理解し、必要な情報を発信し行動します。

（*21）クレド、Credo ラテン語。志・約束・信条を表すことば。

外来患者アンケート調査（二〇一九年実施）

最後に、職員がどれだけ頑張ってくれているかを紹介します。

二〇一九年三月二五～三一日、看護師さんたちが、自主的に外来患者さんを対象に、受付や会計窓口、そして、医師、看護師などの対応に関する満足度調査を行ってくれました。

回答数は二二四名でした。図1は実施されたアンケート調査結果です。

一　受付職員の言葉使い・態度はどうでしたか？
「満足」六五％、「ほぼ満足」二二％、「普通」一二％、「やや不満」〇％、「不満」〇％

二　医者の診察・説明に納得されましたか？
「満足」六一％、「ほぼ満足」二八％、「普通」一〇％、「やや不満」一％、「不満」〇％

三　看護師の案内・説明に納得、満足されましたか？
「満足」五八％、「ほぼ満足」二七％、「普通」一三％、「やや不満」一％、「不満」〇％

こういう結果をみますと、いかにクリニックの職員が素晴らしいか、ご理解いただけるかと思うのです。

写真16は、クリニックと「ゆくりあ」の前にクリニックの職員たちに集まってもらって撮った記念写真です。みんな、元気そうでしょう！

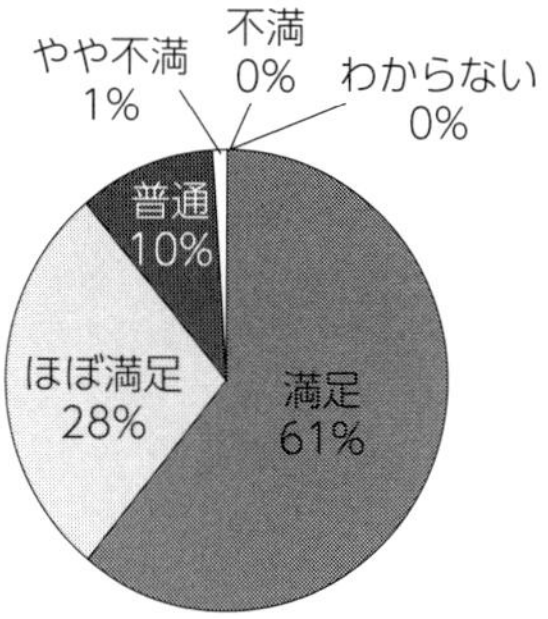

医師の診察・説明に
納得・満足されましたか？

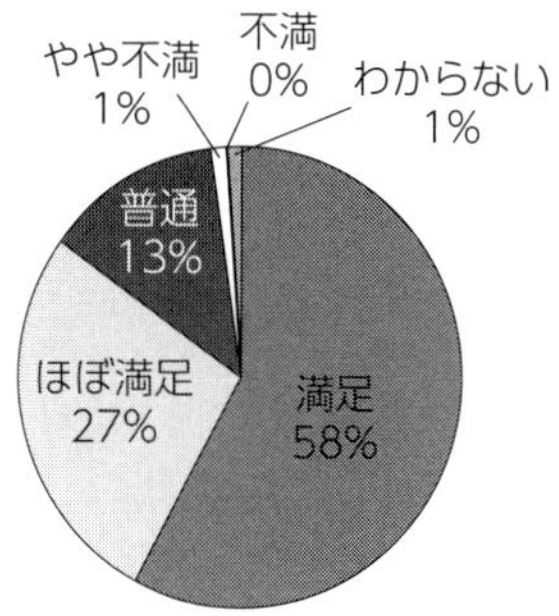

看護師の案内・説明に
納得・満足されましたか？

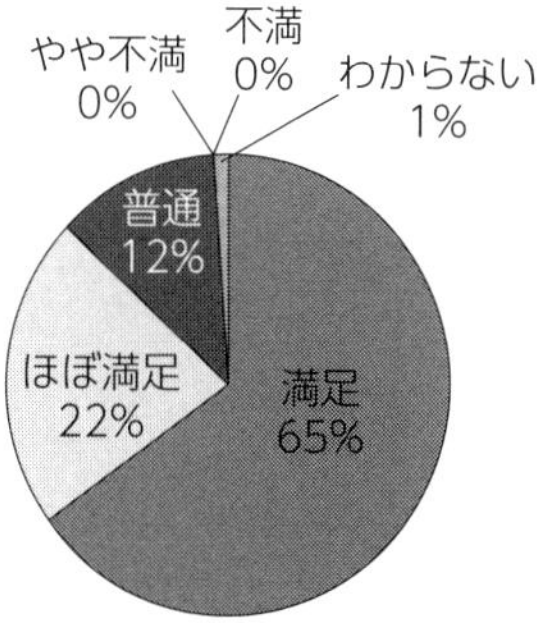

受付職員の言葉遣い・態度はいかがでしたか？

図１　外来患者アンケート調査（2019 年度）

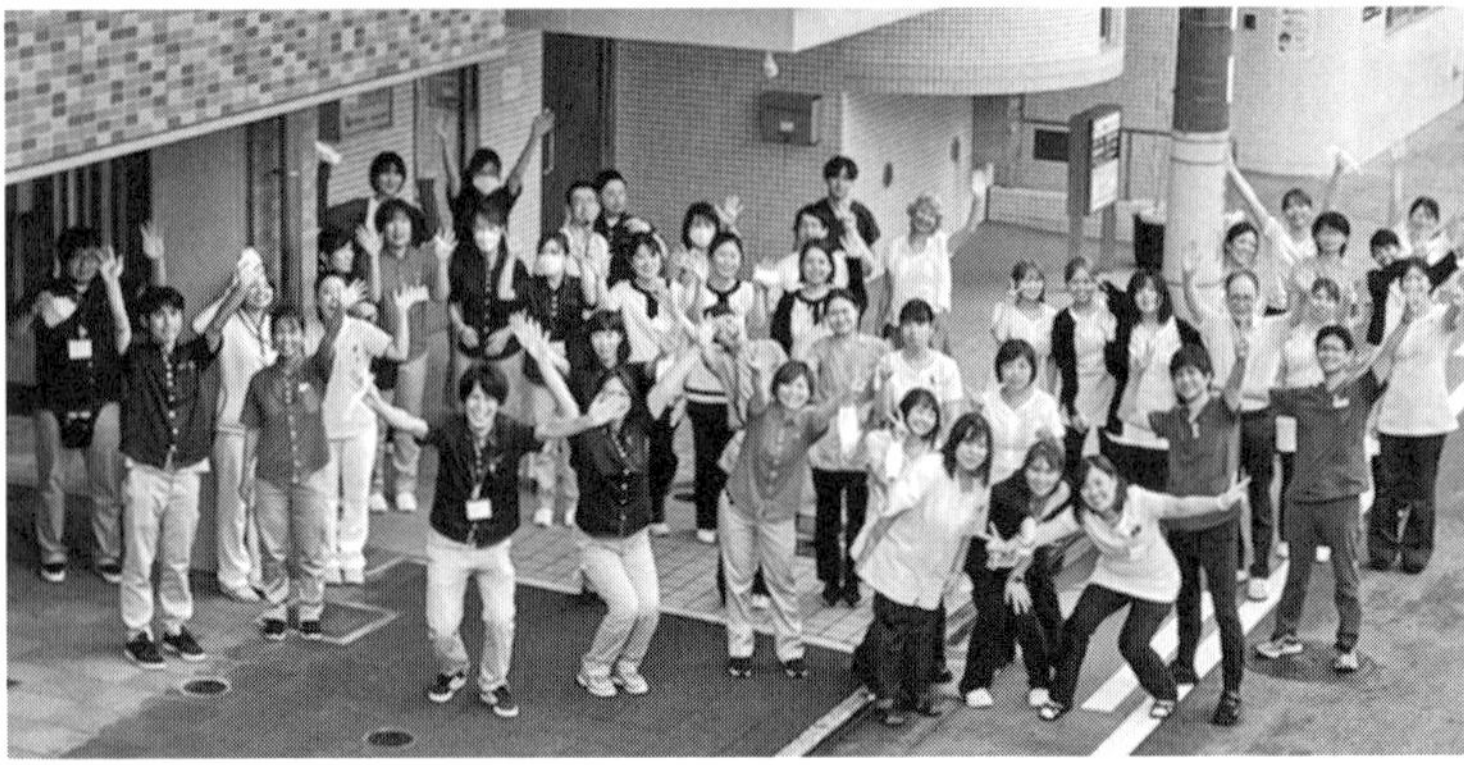

写真16　クリニックの職員たち（2021年）

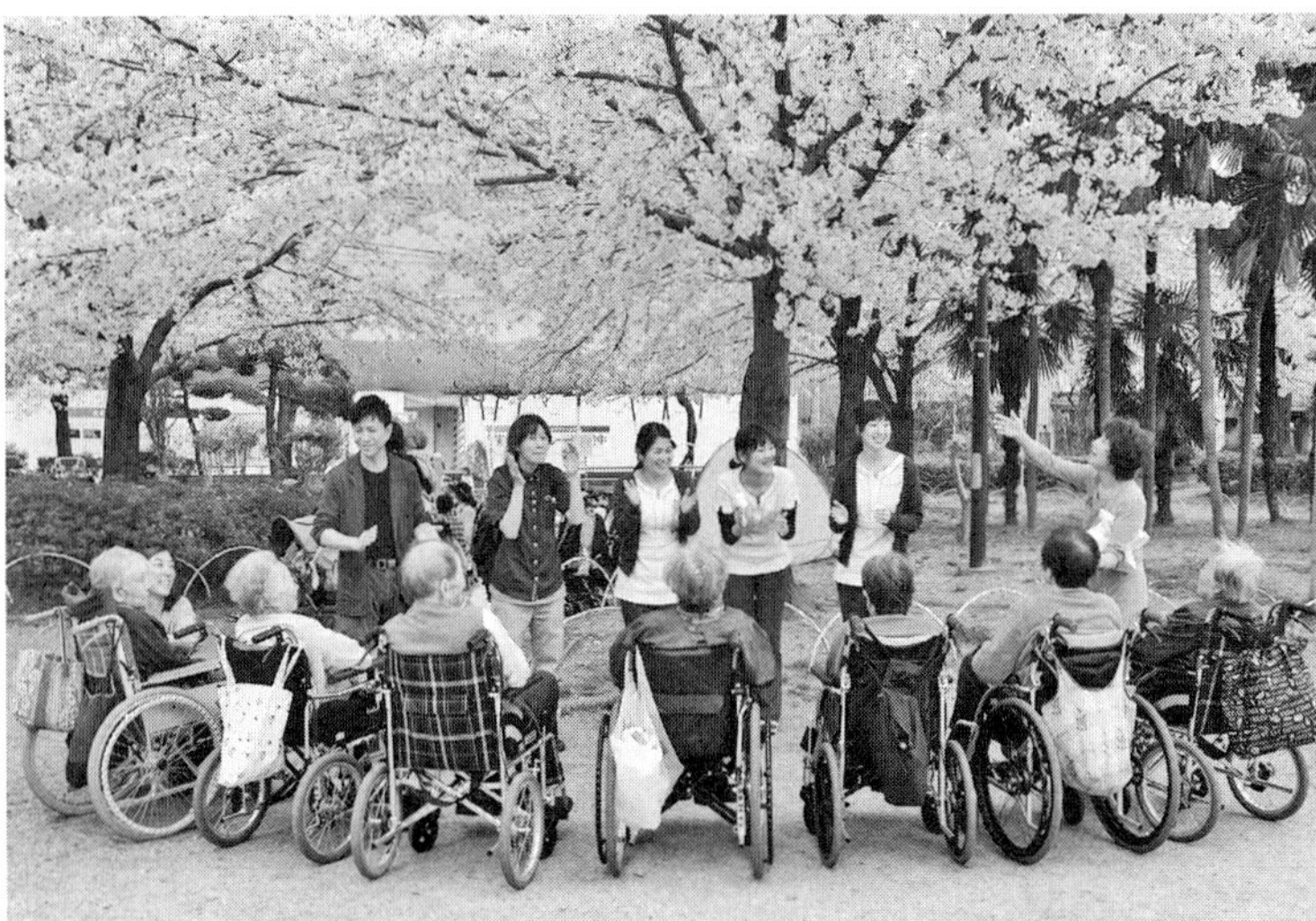

写真17　ゆくりあのお花見会　車椅子みんなで出かけた近くの公園（2015年）

Ⅲ　患者の幸せを求めて——新たなとりくみ

入浴サービスの開始　一九八九年（写真1）

寝たきりの年寄りを風呂に入れたくて湯船を作った医院の二階に入浴し笑みのこぼれる老人が「いっしょに入ろ」とわたしを誘う

私の一番の目標は、患者さんがどうすれば「幸せ」になってくれるだろうかということです。こうしたら喜んでくれはるかな、幸せになってくれるかな、そんなことばかり考えて医療をしてきました。

今から三四年前（一九八九年）に入浴サービスの取り組みを始めました。

当時、入浴サービスには公的なお金が出なかったのです。しかし、往診していると、寝たきりでずっと風呂に入っていないおじいちゃん、おばあちゃんがおられたので、風呂に入れてあげたくて、なんとかならないかなと思っていたのです。一九八八年に診療所を新築した折に、二階に風呂場を作りました。

高齢者を自宅まで迎えに行って、ボランティアの方の力も借りながら、風呂に入ってもらいました。まぁ、どれだけ嬉しそうな顔をされたことか。いやぁ、嬉しかったですね！

それから暫くして、市役所の方が来られて、「入浴サービスに来年からお金が支給されます」（一九九〇年）と、言われました。

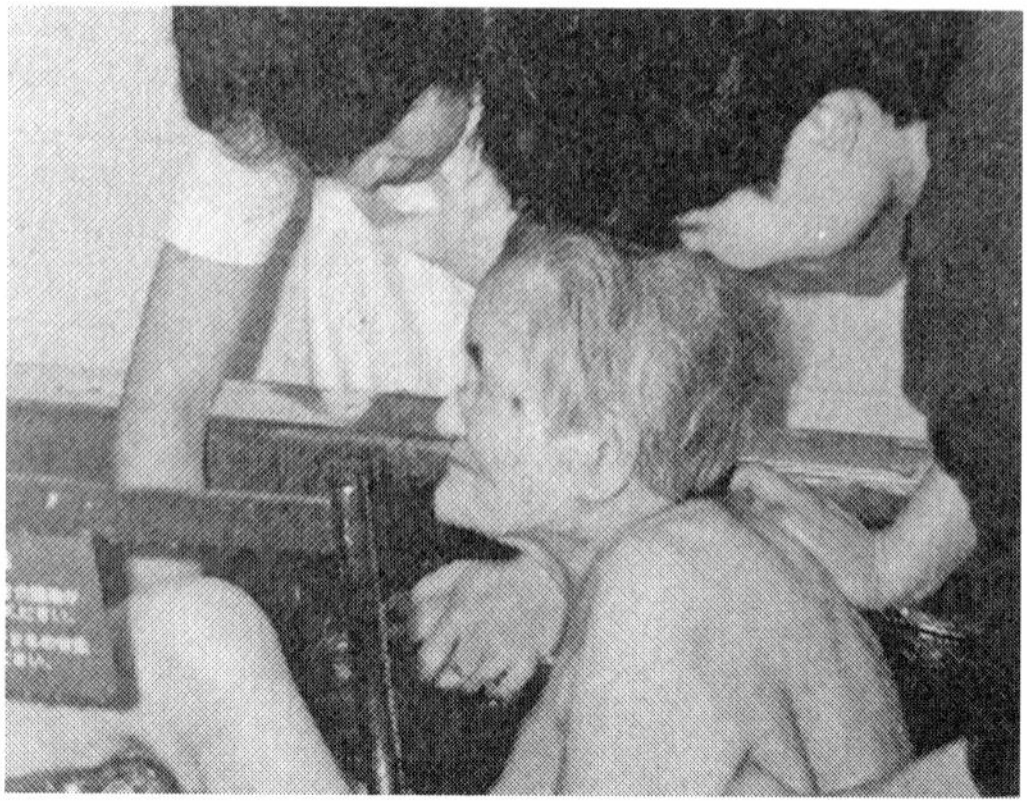

写真1　入浴サービス（1989年）

老人デイケアをはじめる　一九九〇年（写真2）

つぎに始めたのは老人デイケアです。（＊1）

私は診察中に患者さんと色々と話します。家の中ではどんな風に過ごしておられますか？　ご家族の構成はどうなっていますか？　心配事はありませんか？　どんな趣味をもっていますか？　色々な話を通じて、患者さんの生活の仕方が、健康や病気とつながっている実態を知ることができます。

クリニックから帰って、家の中で趣味にふけったり、友人と話したり、どこかへ出かけたりする人は少なくて、何もしていないという人が多かったのです。それならクリニックに来られて、一緒に過ごした方が健康になる、私はそう思って、患者さんたちに声をかけたのです。

「それだったら、昼からクリニックに来て下さい。みんなでご飯作るから一緒に食べましょう」

そして、食後は手芸をしたり、書道をしたり、踊ったり、歌ったりするのです。

私は診療が終わると見に行くのですが、皆さん元気になられています。

これも嬉しいことでした。料金は昼食代として五〇〇円頂いていました。

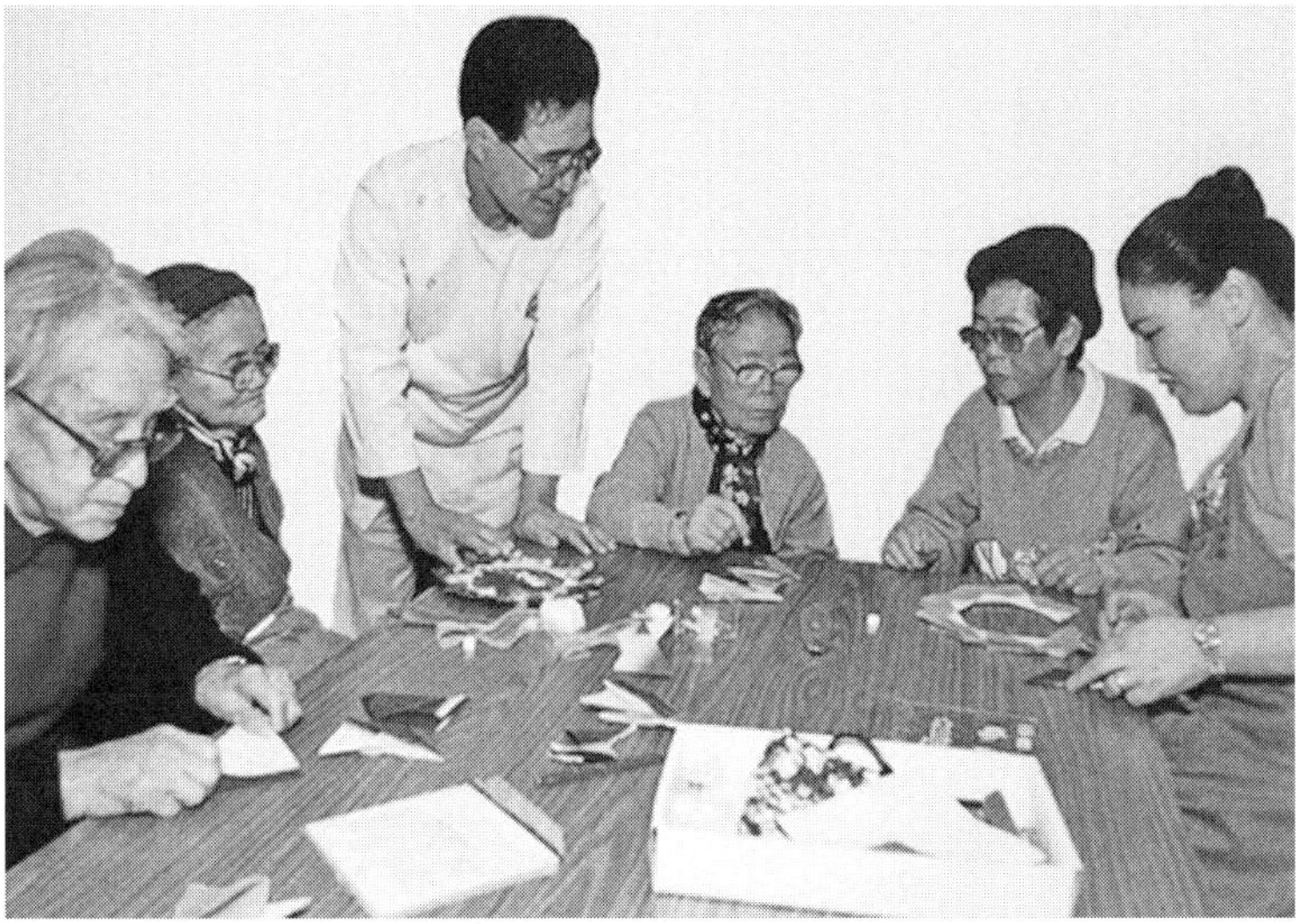

写真2　老人デイケア（1990年）

（＊1）老人デイケア……一九八三年に老人保健法の改正により、「老人デイケア」が法制化された。「老人デイケア施設の整備事業について」の通達によると、「日常生活への復帰促進を図る見地から入院によるよりも通院でリハビリテーション等の治療を行った方が適当であると判定した老人患者を対象とする」。そして、「専門的な医学管理のもとで、理学療法、作業療法、その他の治療及び栄養指導等を実施するものであること」と、規定されていた。

対象者は痴呆《ちほう》（認知症）等の精神疾患のある高齢者に限定されていたが、三年後の一九八六年に基準緩和《かんわ》があり、脳卒中後遺症《こういしょう》等の身体障害者が対象として追加された。

当時、当院は理学療法士も在籍《ざいせき》しておらず、施設基準も満たしていないこともあって、報酬をもらうことはできなかった。数年後に、施設を整備し、理学療法士に来てもらうようになってから、一日につき一人一〇〇〇円の報酬をもらえるようになった。

二〇〇〇年に介護保険が導入されてからは、複数の類型のある老人デイケアは統合され、「通所リハビリテーション」に改称された。現在、要介護と認定されれば、基本的には六五歳以上なら、このサービスを受けることができ、四〇～六四歳でも、癌などの特定疾患の場合は利用可能となっている。

老人ホーム「ゆくりあ」建設　二〇一五年（写真3）

「作ってな老人ホーム」息子に引き取られていくおばちゃんが頼んだ
職員が老人ホームに名前をつけたゆっくりあんしんの「ゆくりあ」
荷物持ちホールを行ったり来たりして「家に帰る」という老人
わが腕をつねってはしゃぐばあちゃんは先生だった瀬戸の小島の
午後からは廊下に光りが射し込んで老人ホームはすこし華《はな》やぐ

私は、いつの日にか、老人ホームを作りたいと思っていました。理由は、ある老夫婦との出会いがきっかけでした。両膝を手術したおばあちゃんが退院され、今まで通りに連れ合いの世話ができなくなった。老々介護ができなくなってきたのです。

おばあちゃんから、「お父ちゃんには悪いけど、お父ちゃんを入院させてくれませんか」と、頼まれました。その頃は、介護保険もなくて訪問介護サービスもなかった時代で、私たちも支えてあげられな

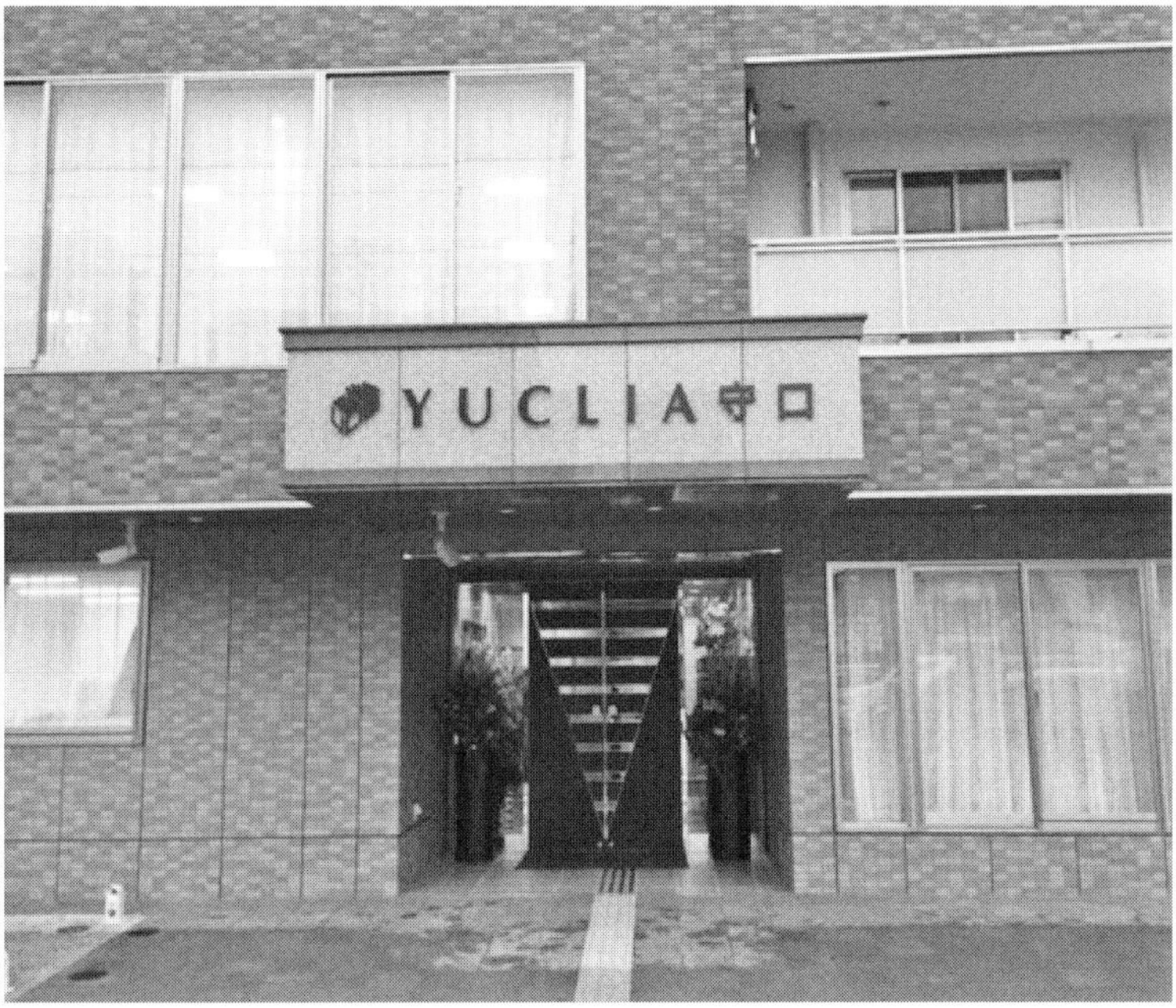

写真3　老人ホーム「ゆくりあ」開設（2015年）

かったのです。それでやむなく老人病院を紹介しました。

　そしてある朝、病院から迎えの車が来ましてね、その時その人が泣かれたのです。

「なんで、わしをそんな所に連れて行くねん。わしには橋本クリニックがあるやないか」と。それを聞いてつらくてね。一週間後にその病院を訪ねました。その病院の廊下を歩いていると、寝たきりで点滴をされている老人たちの視線が、病室の中からいっせいに私の方に注がれてきました。

　彼は個室に入れられて、点滴につなげられて、膀胱《ぼうこう》カテーテルが入っていました。じっと天井を見たまま微動だにしません。

「橋本です。気分はいかがですか?」「ご飯は食べれますか?」

いくら声をかけても一切の反応がなくて、彼は瞬《まばた》きもしませんでした。あ〜ぁ、悪いことしたなあって本当に後悔しました。

しかし、ひとりでは老人ホームを建てることはできません。ところが、嬉しいことに近畿大学医学部を卒業し、内科専門医、神経内科専門医を取得していた長男が、クリニックを継承してくれることになりました。ゆとりができたので、息子や職員と力をあわせてクリニックの隣りに「ゆくりあ」という老人ホームを建てることができたのです。入居開始は二〇一五年一月です。ゆっくり安心の「ゆくりあ」。名前は、職員がつけてくれました。いい名前でしょう。私はとても気に入っています。

コンサートの開催

写真4は「ゆくりあ」の二階の食堂で、テノール歌手が歌ってくれているコンサートの様子です。入居者さんも、外来の患者さんも参加されています。

この歌手は私の四男・恵史です。彼は、二〇〇八年に大阪音楽大学の大学院を卒業し、ドイツのハンブルグ音楽院に留学しました。大学院時代には、仲間とともに「SOU」(＊2)というグループを作り、クリニックの外来で年に数回、アンサンブルの演奏をやってくれていました。好評で、毎回満員でした。クリニックは医療で地域に貢献していますが、音楽を通じても守口市に貢献したいという意気込みで

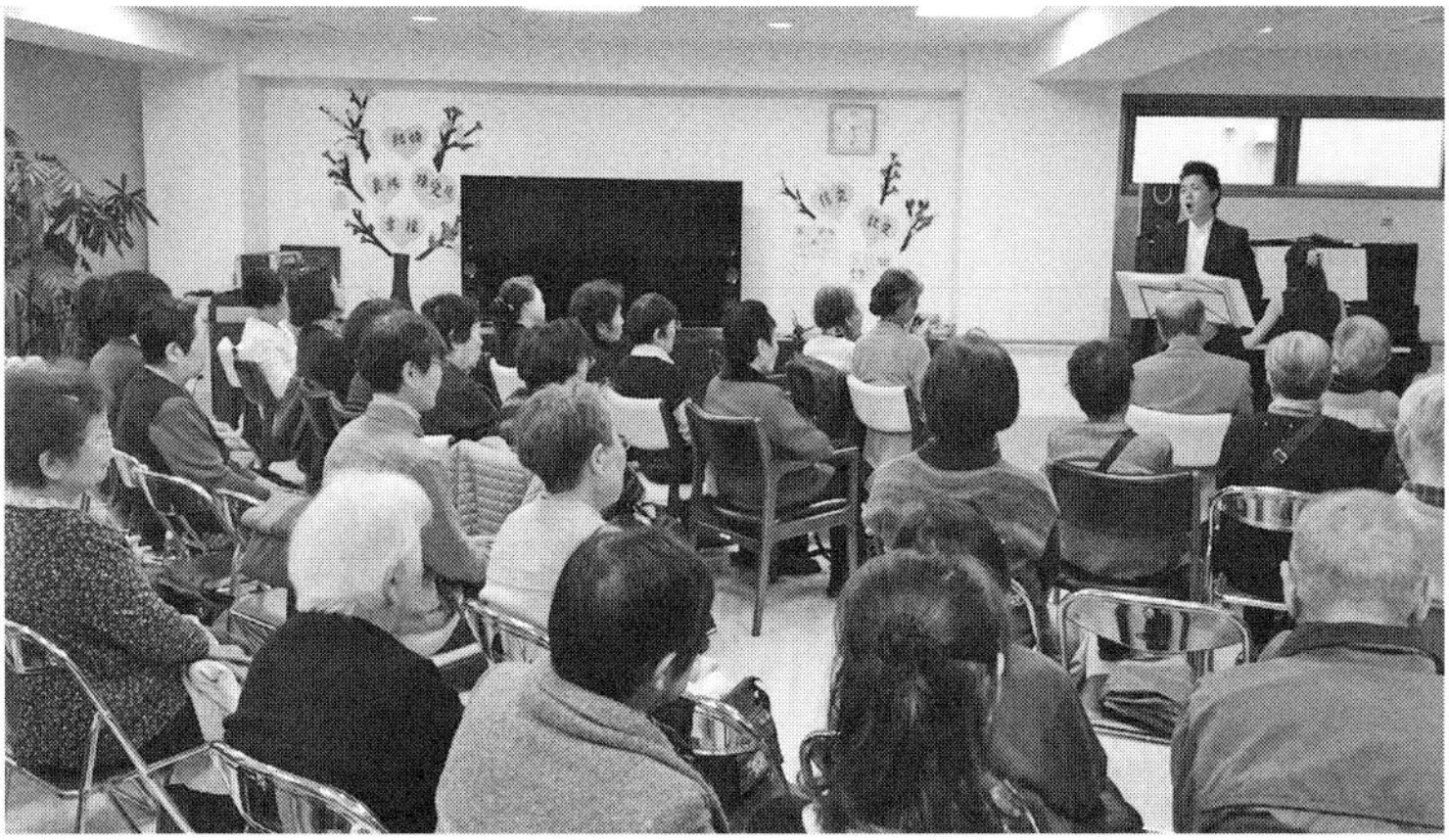

写真4　コンサートの開催（2016年）

す。外来にリクエストボックスが備え付けてあり、患者さんの希望される曲の演奏もしていました。当時は「千の風になって」が流行《はや》っていました。

「ゆくりあ」ができてからは、会場を「ゆくりあ」に移し、ピアニストとふたりで演奏をしてくれ、いつも満員の観客でした。

最近彼は、歌う以外にもオペラの演出や、落語家の桂文枝の外弟子として「歌曲亭文十弁《かきょくていぶんとうべん》」なる亭号《ていごう》をもらって幅広い活動をしています。

またNPO：World Music Project（＊3）を立ち上げ、カンボジアに中学校を建て、カンボジアの音楽教育にも貢献しています。

（＊2）SOUとは、想・奏・創の三文字からつけたグループ名。想いを奏でて創るという意味です。

（＊3）NPOとは、「Nonprofit Organization」または「Not-for-Profit Organization」の略。非営利での社会貢献活動や 慈善活動をおこなう市民団体のこと。

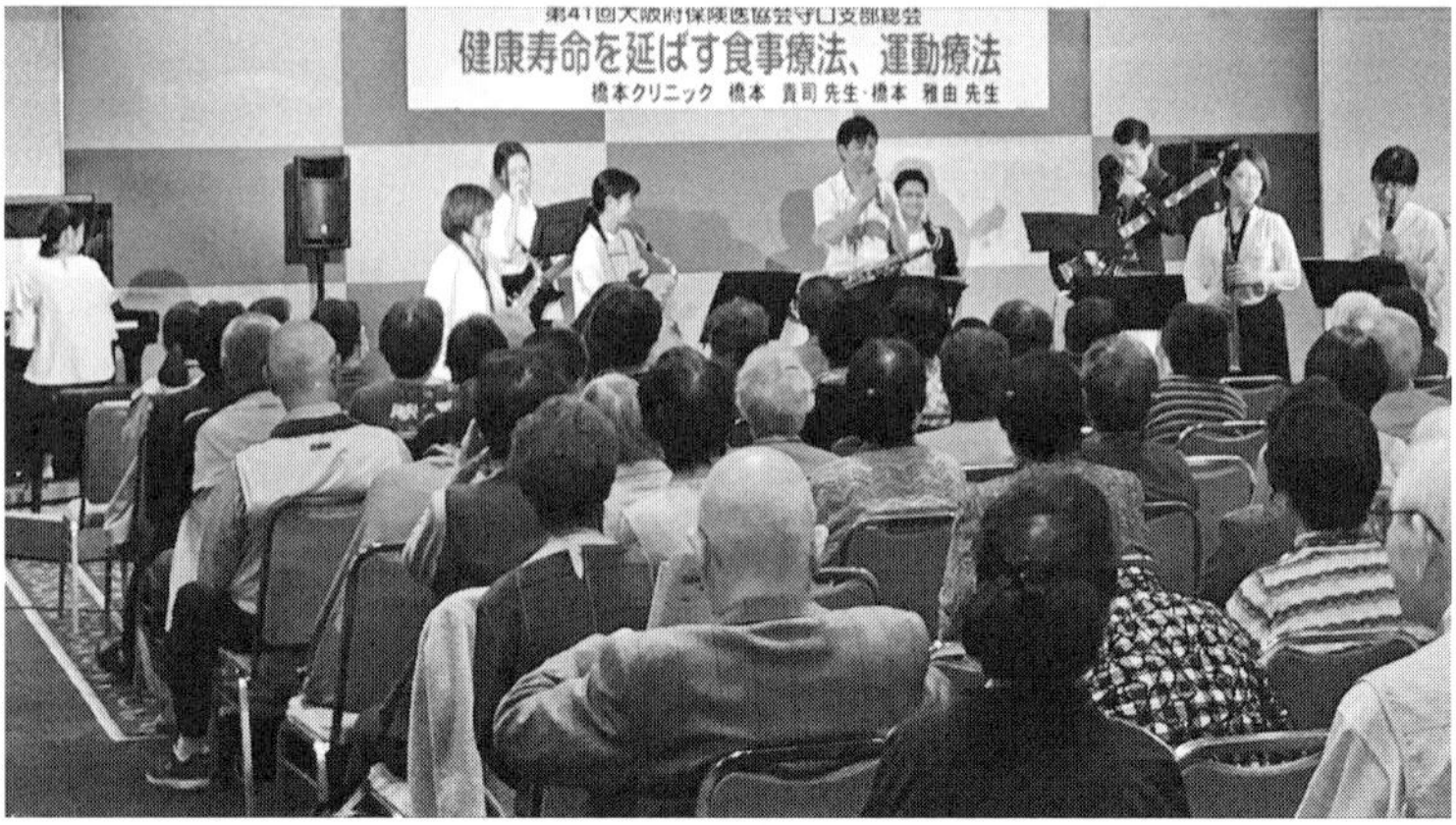
第41回大阪府保険医協会守口支部総会
健康寿命を延ばす食事療法、運動療法
橋本クリニック　橋本　貴司 先生・橋本　雅由 先生

写真5　講演会活動（2018年）

講演会活動

また、講演会を実施することもあります（写真5）。写真の会場は「ゆくりあ」ではなく、守口市のホテル・アゴーラで開催された大阪府保険医協会守口支部の総会ですが、長男貴司（クリニックの理事長）と三男雅由（理学療法士）が、「健康寿命を延ばす食事療法、運動療法」の話をした後で、クリニックの職員たちがジャズの演奏をしているところです。長男がサックス、次男（和喜）がカホン、三男がエレキギターの演奏をしています。講演とともに、この演奏も大好評でした。

リハビリセンターの建設　二〇一八年（写真6）

高齢社会のいま、地域における在宅患者の約三割は整形外科疾患です。地域医療に整形外科分野は必要不可欠なものになってきています。当時、整形外科の脊椎脊髄外科専門医である次男（和喜）は、近畿大学医学部整形外科教室に席をおいていました。

クリニックの地域医療に、整形外科医として参加してほしいと呼びかけると、迷うことなくクリニックに戻ってきてくれたのです。二〇一八年のことです。

息子はかねてより父のように地域医療に参加したいという思いがあったことも幸いでした。

また三男雅由も、武蔵野美術大学を卒業した後、進路を変更して奈良リハビリテーション専門学校を

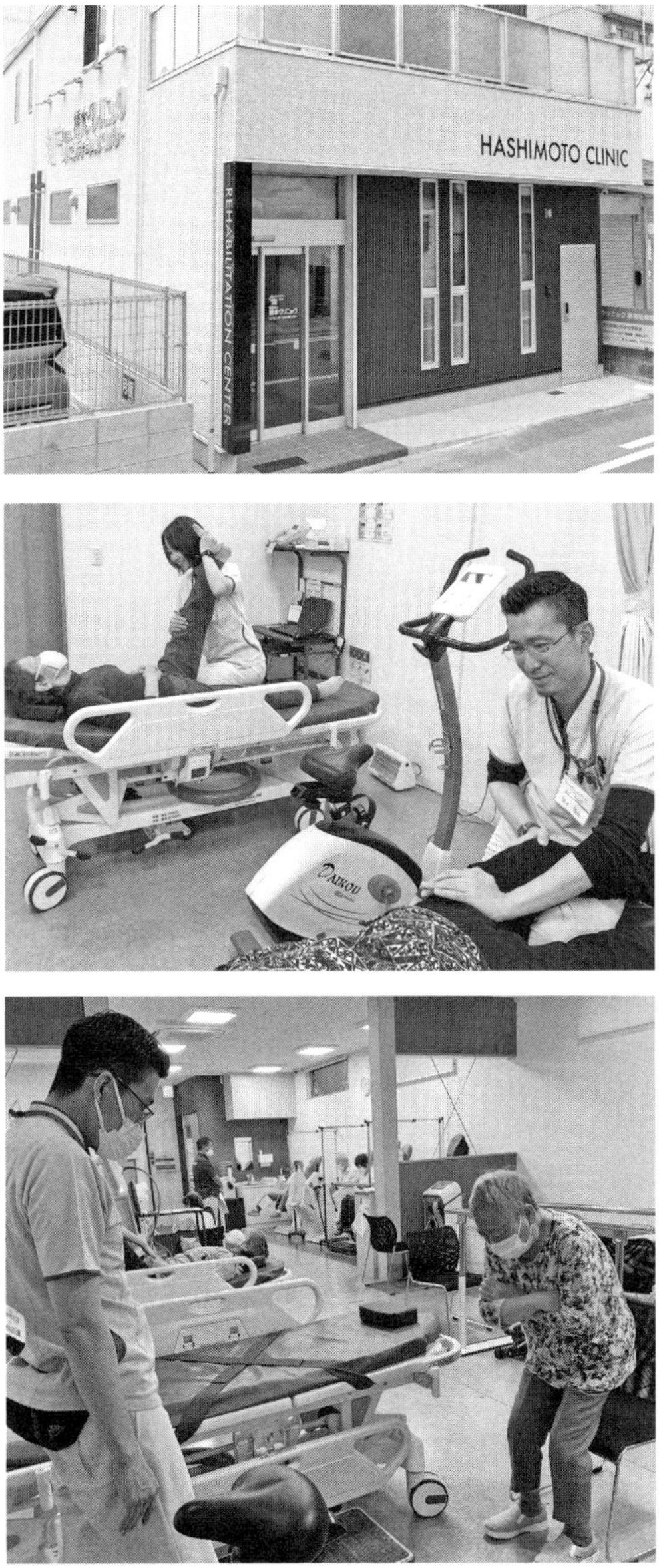

写真6　リハビリセンター立ち上げ（2018年）

卒業し、石切生喜病院および同法人の藤井会リハビリテーション病院に勤めていましたが、クリニックの医療に参加するべく二〇一七年にクリニックに戻ってきてくれていました。

息子たちが、私が目指した地域医療に賛同し、積極的に参画してくれたのです。その思いに応えるためにもクリニックの前に「リハビリセンター」を建てました。

現在、センターでは、当院の整形外科を受診している患者さんに対して、医師の指示のもとに、理学療法士・作業療法士が痛みの緩和や筋力増強、関節可動域の拡大、歩行レベルの向上などを図ることによって、患者さん自身の「できる」を増やし、生活の質を向上させるリハビリテーションを実施しています。

外来診療

冬の朝診察をはじめる両手と聴診器をあたためてから

同い年の患者に癌が見つかった　たじろいでいるオペを勧めながら

「先生は長生きしてね私より」涙ぐんでる父を亡くした娘《こ》が

看護師を誉めてもらうと嬉しくておもわず手を合わせ礼を言う

「職員はみんないいやろ」私が言うと笑顔でうなずく患者さんも

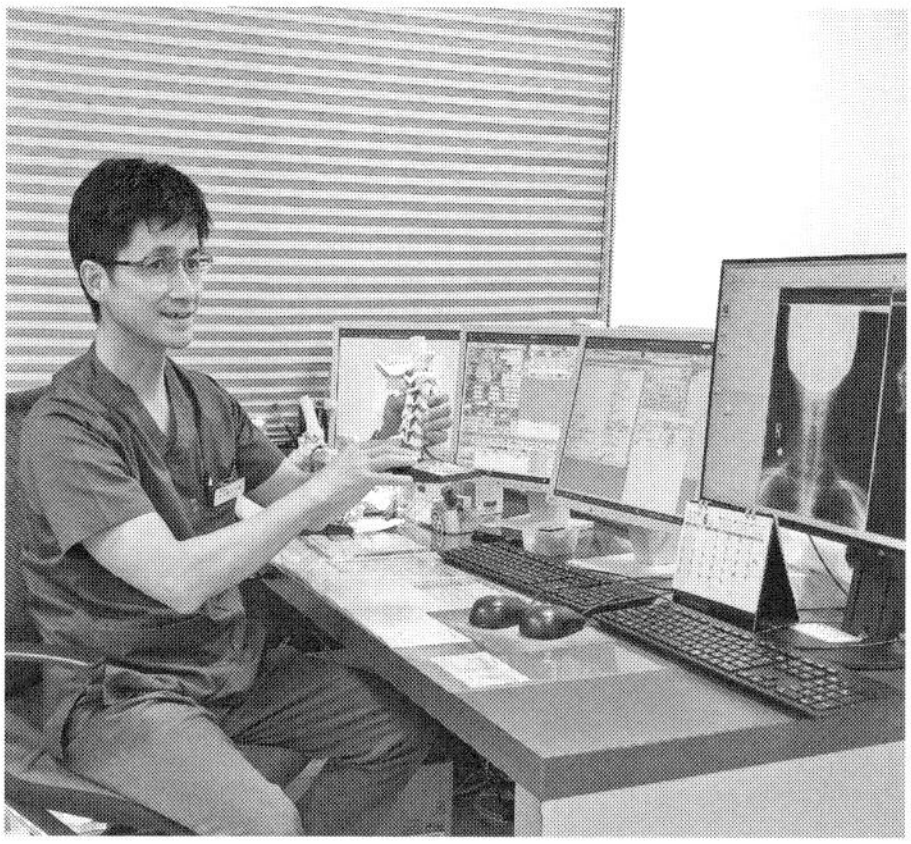

写真8　整形外科外来

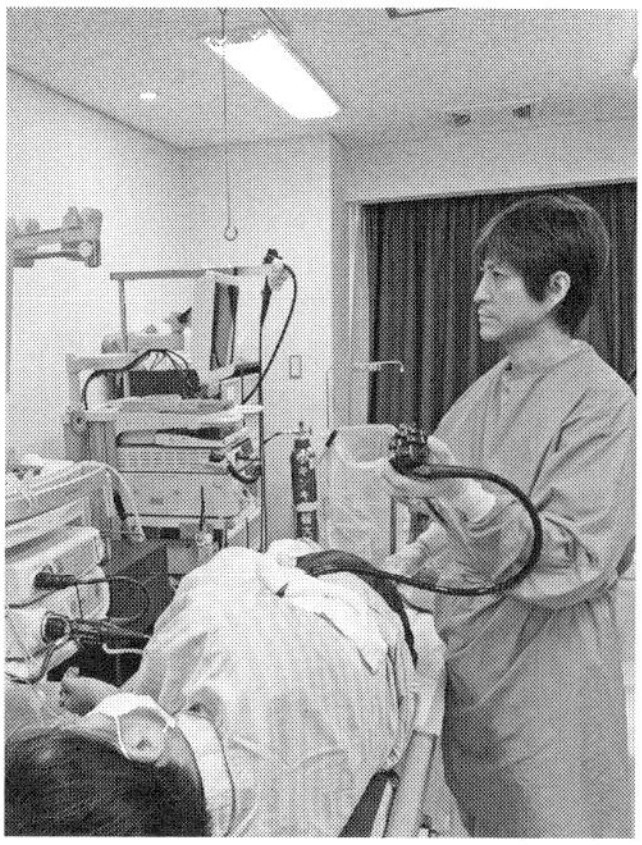

写真7　内視鏡センター

橋本クリニックがここまで発展してきた原点は、患者さんから絶大な信頼を得ることができた当院の外来診療体制にあります。

現在の外来診療体制は、総合内科・脳神経内科・消化器内科は長男（写真7）、整形外科は次男（写真8）、そして私が内科と脳神経内科を担当しています。それ以外のスタッフとして、糖尿病内科、皮膚科、リウマチ科、呼吸器内科、循環器内科の専門医が、専門外来を担うという診療体制になっています。さらに、二人の消化器科の専門医にも参加してもらい、三人体制で週三回の内視鏡検査を実施しています。

さらに当院には、自分の技術を地域医療に活かしたいという強い思いでクリニックに参加してくれたエコー検査専門の検査技師が、在籍しています。

一般的に検査技師は、心臓や腹部などの単一部位の検査を専門としますが、彼は心臓や腹部に限らず、血管系、甲状腺、乳腺、表在エコーなど、すべての部位をこなし、日常診療の診断能力向上に大きく貢献してくれています。また、コロナ禍の現在、発熱外来にも従事し、抗原検査やＰＣＲ検査も担ってくれ、橋本クリニックのチーム医療になくてはならない存在になっています。

看取り

家族と一緒に死後の処置をしながら泣いている医師や介護士
山高帽被《かぶ》って微笑む遺影を見れば上高地にひろがる蒼《あお》い空
祭壇《さいだん》を飾るあまたの花のなか胡蝶蘭《こちょうらん》の数かぞえていたり
死に近き人らはほとんど物言わず死にゆく姿をただ見せるだけ

「ゆくりあ」を開所した二〇一五年から二〇二一年現在まで、四五人の看取りをさせて頂きました。病院では患者さんが亡くなられると、看護師さんが「ご家族は部屋の外へ出てお待ちください」と、言って死後の処置をされます。しかし、「ゆくりあ」では、医師、看護師、介護士、それにご家族も一緒になって、エンゼル・ケア（＊4）を実施しています。

ある時、看取りの場に同席して、私はとても感動したことがありました。部屋に入ると、ご家族も含む全員で身体を綺麗にしていたのです。院長が髭剃《ひげそ》りをして、口角を上げて、ご遺体の表情を整えていました。

そして、皆さんの目から涙が溢れ、故人の思い出を語り、部屋の中には和やかな空気が流れていました。

（＊4）死後におこなう処置、保清、エンゼルメイクなどのすべての死後ケアを指す。エンゼルメイクとは、亡くなられた方の最後の顔を大切にして、その人らしい容貌、装いを整えるケアのこと。

在宅医療でも、看取りをさせて頂くことが多いのですが、看取りが終わると看護師さんたちはご遺族の方に手紙を書いています。すると、ご遺族の方から、お返事をもらうこともあります。いただいた手紙の一通を紹介します。

橋本クリニック　看護師　様

この度は、心温まるお手紙　胸が熱くなりました。

ありがとうございます。

四十九日も過ぎて、すこし落ち着いたところです。

生前、母が苦しくて痛みがある時に、優しく接して和らげて頂き感謝でいっぱいです。

もう少し母と一緒に過ごしたかったですが、癌の進行が早く〝アッ〟という間に、風のように去って行ってしまいました。

母は、先生方がこられる日を、楽しみにしていました。

主治医の和喜先生には、痛みを緩和させる方法をいろいろ考えて頂き、楽しみにしていた三山ひろしのコンサートにも無事に行くことができました。

先生が来られると、うつろだった母が〝ぐっ〟と目を見開いて笑顔になった様子が忘れられません。

また、看護師の皆様と、とても楽しそうにたくさんお話をしていたことも思いだされます。

日に日に弱っていく母に温かく寄り添って処置をして頂いたり困ったことをいろいろ相談にのって頂いたこと、本当に助けられました。

急に、「ゆくりあ」に入居をお願いしたときも、本当なら無理だったにもかかわらず、すぐに対応して頂いて、私も焦《あせ》ってしまってて、お礼の言葉も伝えられず、申し訳ございませんでした。

最後に「ゆくりあ」を退去する際、スタッフの皆様がお見送りして頂いたこと深く胸に刻まれています。

母は、橋本クリニックの皆様に出会えて、幸せな最期を過ごせました。

ありがとうございました。

みなさま、コロナ禍で多忙だとは思いますが、どうぞお体大切にして下さいませ。

乱筆、乱文、お許しください。

令和三年六月

Y・T

在宅医療

末期がんの患者の顔を見に行けばうれしいと言うすこし頬笑み
オペせずに経過を見れば二年後に食べられなくなり白くなる顔
胃が痛み食べると吐いて苦しめども思い残すことなしと健気《けなげ》にも言う
随分《ずいぶん》と痩《や》せてはいたが死ぬことも怖《こわ》くはないとしずかにつぶやく
痩《や》せた手を握りしめれば弱々しくも握り返してわたくしを見る
安らかに亡くなりましたと娘来て涙うかべてそれだけを言う

在宅医療とは、医師をはじめ、多くの専門職がかかわって、定期的に患者の自宅を訪問し、チームとなって治療やケアを二四時間対応で行う医療活動です。

橋本クリニックでの在宅医療体制は、医師一〇人（パート医含む）、看護師一〇人、在宅コーディネーター三人とホームヘルパーさんたちです。そして他所の訪問看護センターの協力も得ながら、地域の患者さんを支えています。写真9は長男（神経内科医・胃腸内科医）の往診風景です。看護師と在宅コーディネーター（＊5）も一緒に訪問しています。

二〇二〇年五月〜二〇二一年五月までの一年間、橋本クリニックのカルテに記載されている訪問診療の対象となる患者数は約二二〇人です。疾患割合は「認知症」二七％、「神経内科」一五％、「整形」

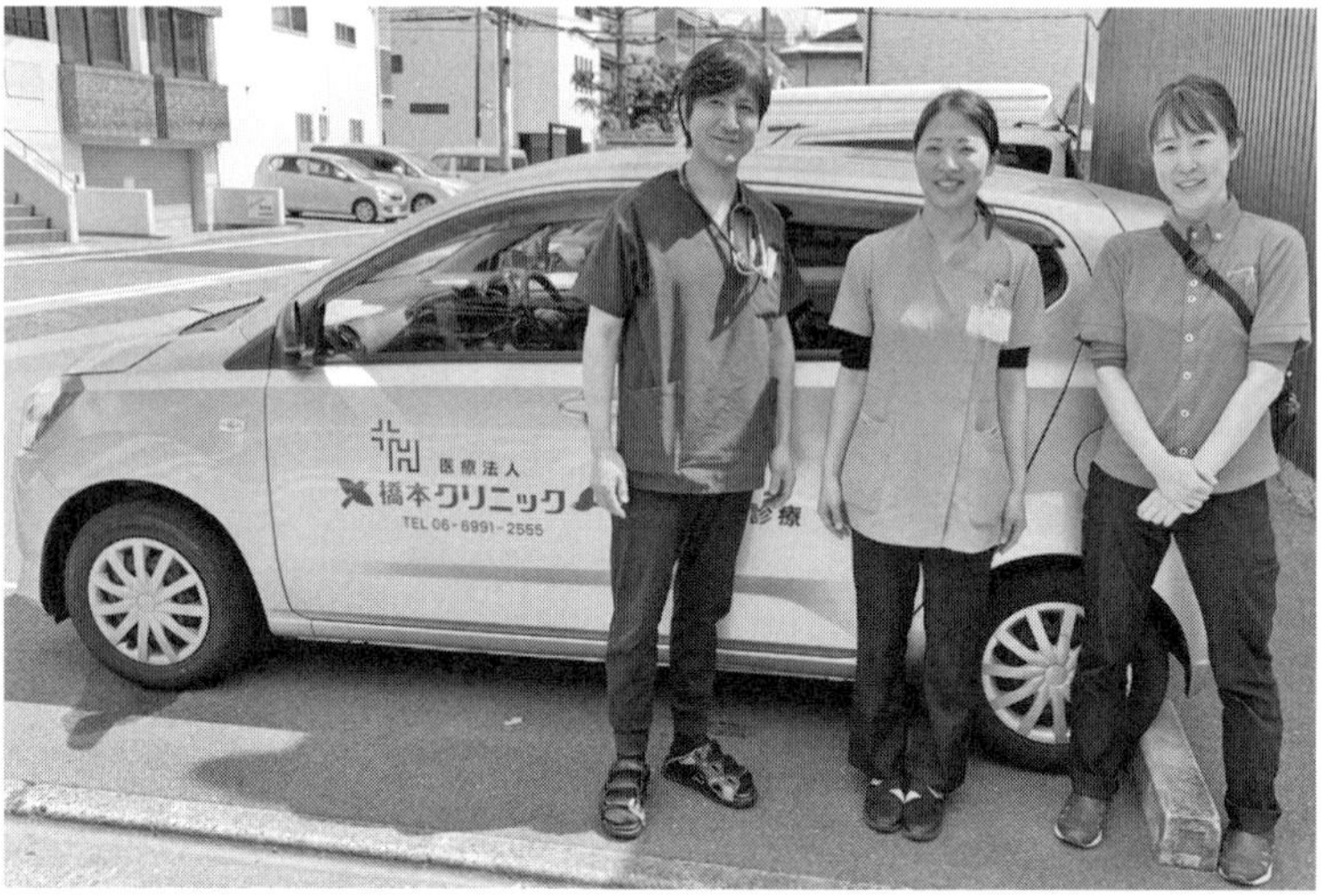

写真9　訪問診療（2022年）

一四％、「循環器」一三％、「癌」九％、「脳血管障害」六％、「糖尿病」六％、「肺疾患」三％、「その他」七％です。認知症が多くなっているのが特徴です。また、同期間の新規患者一一八人の内訳は、癌の割合が高く、実に四一％に及んでいます。

　これらの調査結果から、今後の地域医療の課題が浮き彫りにされています。

（＊5）患者さんが望む医療を受けられるように調整する仕事。多数の在宅患者さんの要求に応えるには、どうしても必要な職種。また病院との調整もおこなう。往診中は、患者や家族の要求に耳を傾け、薬の飲み忘れなどもチェックする。

Ⅳ　英国留学とロンドンの暮らし

専門医試験に通り胸はおどる夢はロンドン神経のメッカに
世界一をこの目で見たし意気高くロンドン目指し飛行機に乗る

クイーン・スクエア国立病院

ロンドンの神経学の病院の前に佇《たたず》み闘志沸《わ》きくる
案内され病院内を見て歩くしずかな廊下にひびく靴音
晴れた日は病院の前の公園にブラジャーはずす女たちのあり
肌の色いろいろありてサンドイッチ頬張りながら異国語を聞く

写真1は、Queen Square National Hospital（クイーン・スクエア国立病院）です。普通、病院といえば、日本では白くて四角い建物というイメージですが、ここは、いかにもイギリス風の堂々とした建物でした。そして驚いたことに、この病院の創立は、なんと一八五九年だったのです。日本の江戸時代末期に、すでに神経学専門の病院を作っていたのですね。この病院には二四四床あったのですが、そのすべてが神経の病気にあてられていました。

私、大阪で「神経内科の専門医です」と、偉そうなこと言っていましたが、国立泉北病院は、四四〇床のうちの約四五床が神経内科用で、あとは内科、外科、整形外科、脳外科、小児科、眼科、耳鼻科、皮膚科などでした。だから、私たちはその四五床を使って、湯浅先生と若い医師四人で頑張っていたわけです。それでも当時、大阪には神経内科医が少なかったので、私たちは大阪では最先端を走っているように思っていました。

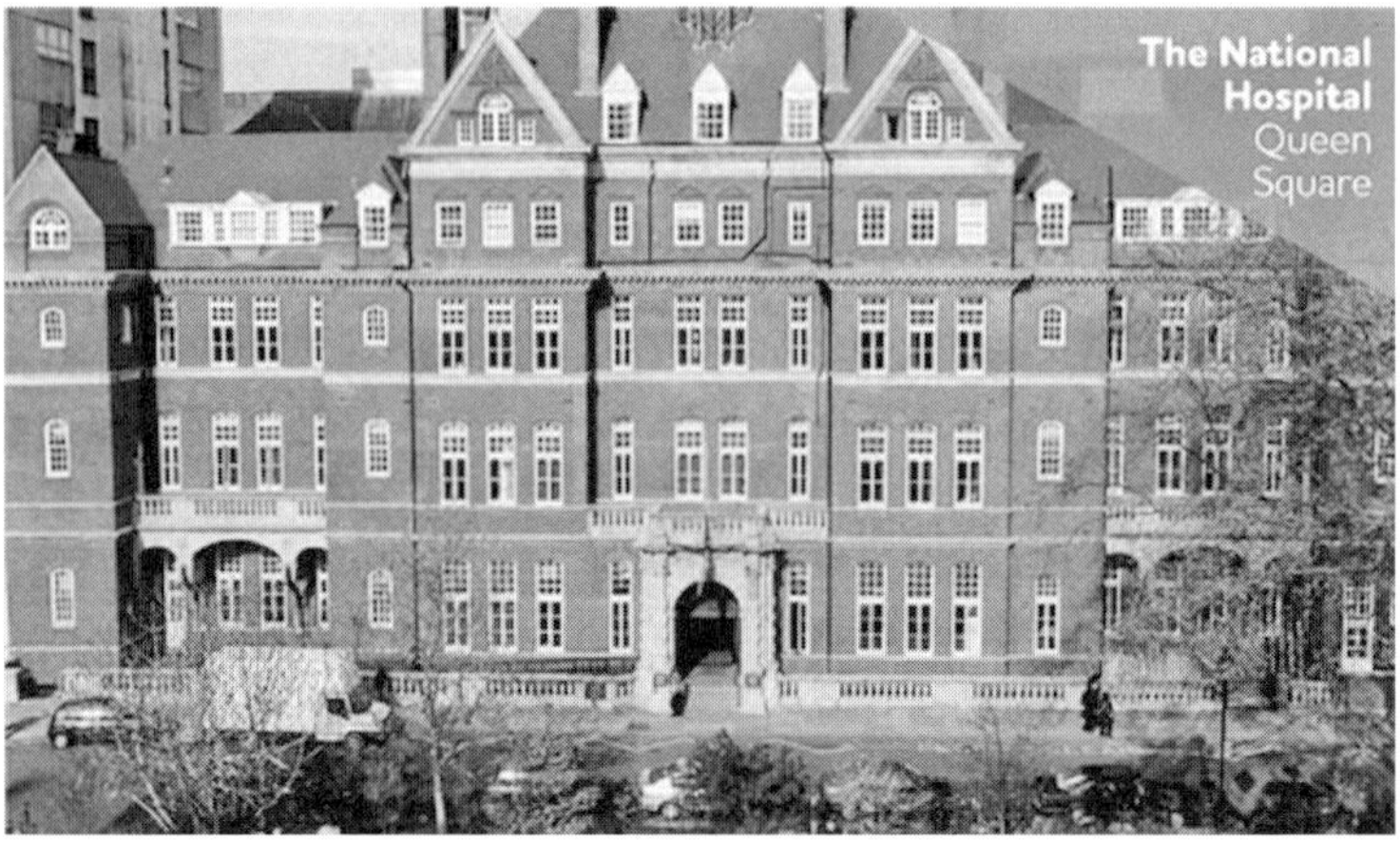

写真1　クイーン・スクエア国立病院（創立1859年）

しかし、クイーン・スクエア国立病院では、全員が神経内科の専門医なのです。しかも、いろんな部門に分けられていて、それぞれ「脳外科」「てんかん」「筋肉」「神経病理」「神経放射線科」「神経眼科」などと標榜していました。各部門には教授がおられ、そのもとに専門医が複数おられるという大きな組織でした。それに、江戸時代からの歴史がある……。

「これはちょっと太刀打ちでけへんな」「一生かかっても追い超すことはできないだろうな」と、思いました。とてもショックを受けました。

写真2は、病院の前で撮った世界中から集まった若い医師たちの記念写真です。

私、何処かに居ますけどね……あぁ、前列に座っている右から二番目が私です。

日本からは、慶応、日大、京都府立医大からの三人の医師が来ていました。その他、アメリカ、ベルギー、トル

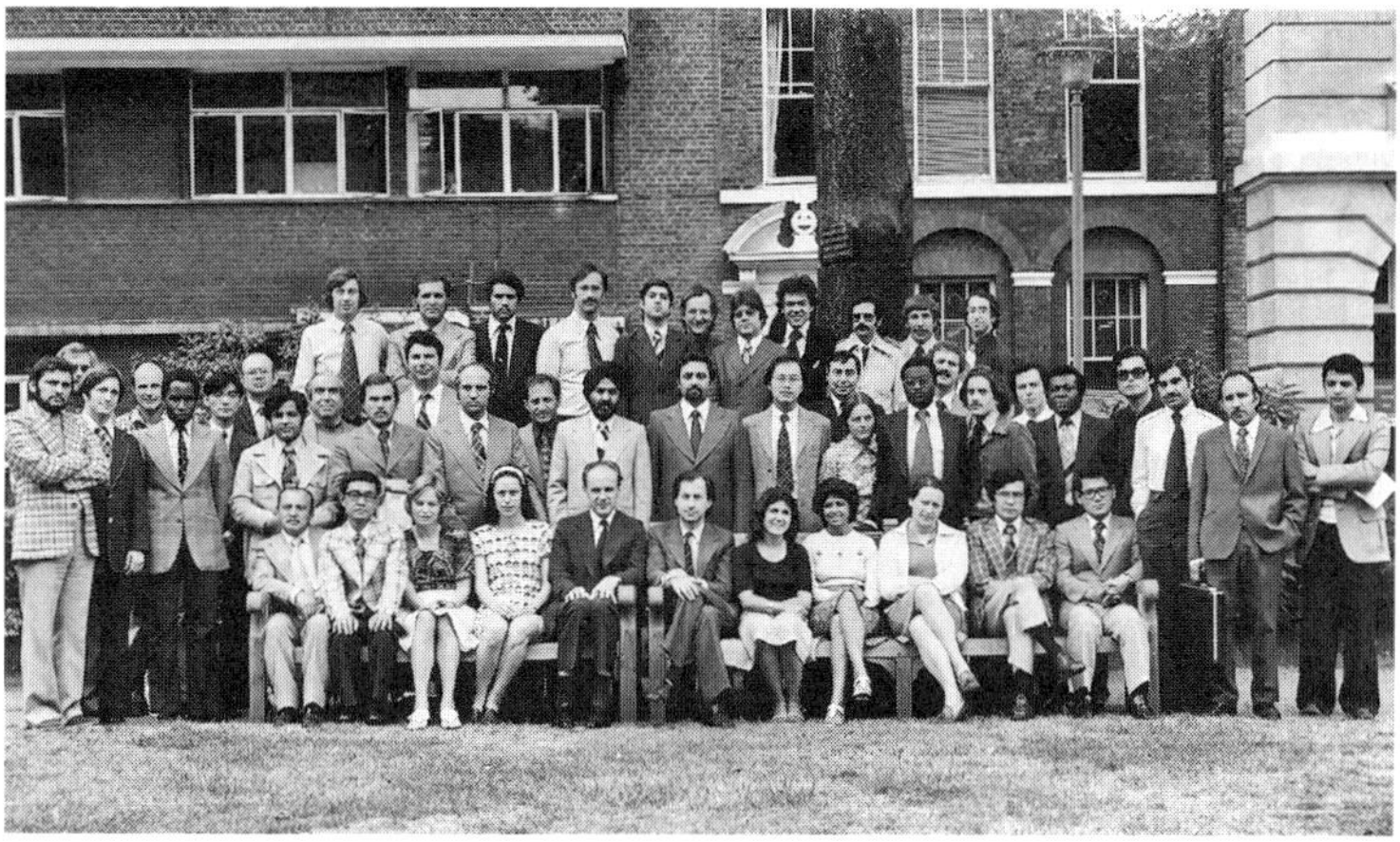

写真2　世界から集まった若い医師たち（1973 年撮影）

コ、インド、イタリア、ドイツなど各国の留学生がいました。

私はここで、最先端の医療レベルに触発されて頑張ったのです。この病院の前にある公園の反対側に研究棟があり、そこの「神経病理教室」にも参加しました。

神経病理教室

プレパラート棚《たな》からおろして驚きぬ百年前
なる脳の切片
江戸末期すでに解剖染色をしていた国かア
ングロ・サクソン
隣りにて顕微鏡みているベルギー人わが名
を呼ぶに「あしもと」と言う
病理解剖を待ってる遺体の積まれいて少年
の死体もその中にある

冬の朝握手するたびMayer《メイヤー》先生は「冷たい手だね」といつもそう言う
教室を出てみて闇に驚けり午後まだ三時のロンドンの冬

写真3は、神経病理教室の様子です。正面に立っておられるのがBlackwood（ブラックウッド教授）、左側のちょっと髪の薄くなられている先生がMayer（メイヤー医師）、とても優しい先生でした。ブラックウッド教授の隣りは教授のお連れ合いの方です。この日は教授の退官の日で、みんなで思い出話をしながらお茶を飲んでいる光景です。

神経病理教室の壁には棚が沢山あり、標本がいっぱい積んでありました。教授に「病理の勉強をするなら、まずこれらの標本を片っ端から見ていきなさい」と言われました。さっそく、箱の中にいっぱい詰まっていた標本を顕微鏡で見ていきました。最初のプレパラート（＊1）は、「脊髄小脳変性症」（＊2）のものでした。

（＊1）顕微鏡観察を行うにあたり、観察対象を検鏡可能な状態に処理したもの。
（＊2）歩行時のふらつきや手の震え、ろれつが回らない等の症状を呈する難病。小脳および脳幹から脊髄にかけての神経細胞が徐々に破壊され消失してゆく病気。一九七六年特定疾患と認定されている。

この病気は、脊髄や小脳の細胞が、どんどん減っていくのです。そしてプレパラートには、「一八六〇年」と書いてあったのです。なんと、江戸時代末期には既に神経病の診察をしていて、患者さんが亡

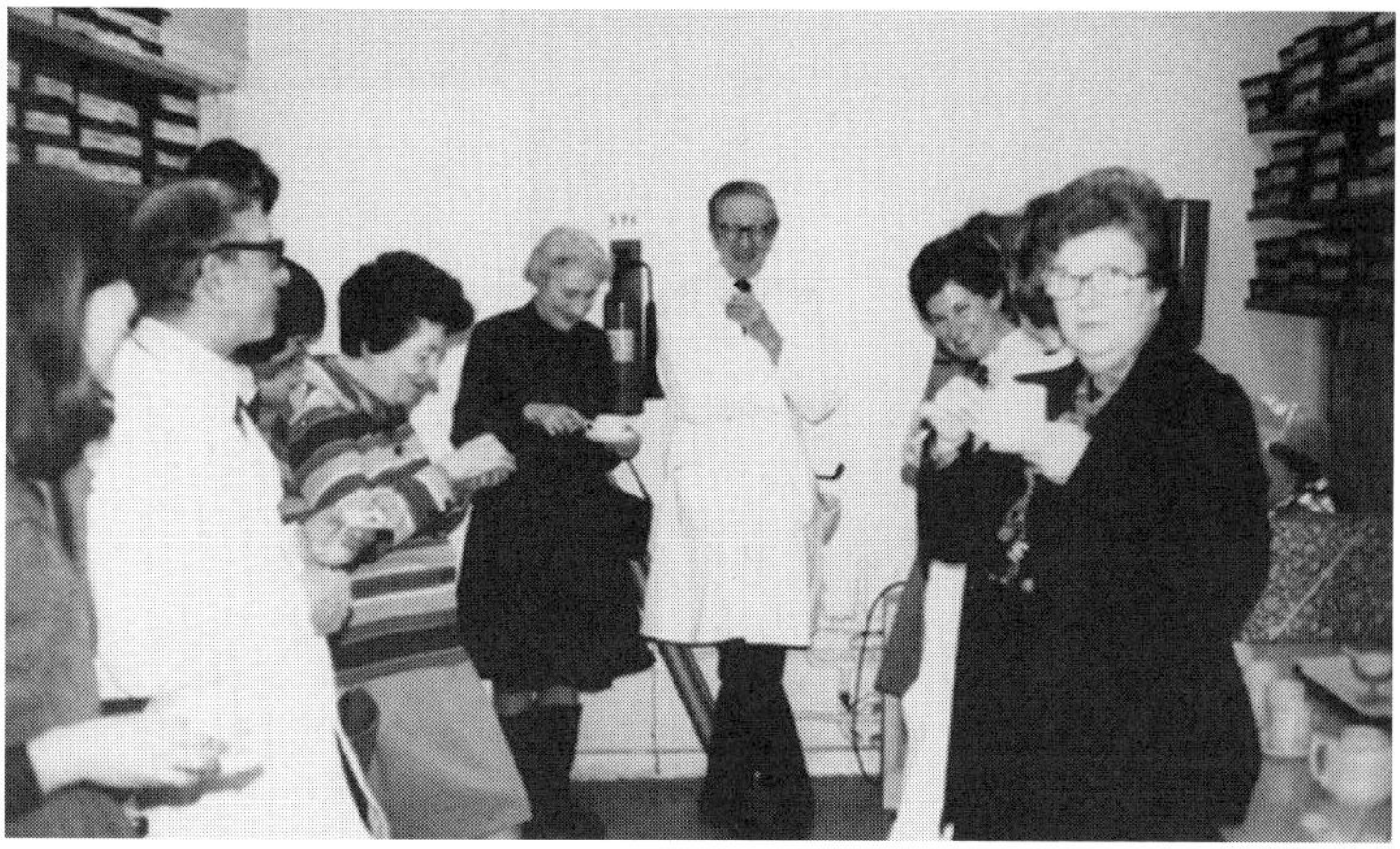

写真3　神経病理教室（1973年）

くなられたら解剖をして、病理標本を作って顕微鏡で研究していたわけでしょう。それを百年前からやっていたなんて、凄いなあって思いましたね。

またこんなこともありました。ある日、病理解剖（＊3）の見学に行った時のことです。大きな冷蔵庫のようなケースの扉を開けると、遺体が入っていたのです。

数人の人体が積み重ねられていて、しかも少年のものまであったのには驚きました。なぜなら日本では、病理解剖をする場合、その日のうちに迅速《じんそく》に済ませて、ご遺体は速やかにご遺族に引き渡すというのがならわしでしたから。何日も、しかも子どもの遺体まで病理解剖の部屋に保管されているのは、信じられない光景でした。ご遺族に異議はないのだろうかと心配になったものでした。

「日本では、病理解剖を承諾《しょうだく》して頂くのもなかなか難しいです」と、話すと不思議な顔をされました。「人は死ぬと〝物体〟なのだから、解剖《かいぼう》するのは当たりまえのこと。医学的にも有用なことなのだから」と、言われました。

大きな文化的な差異があるのだと、あらためて感じ入ったことでした。

（＊3）病気で亡くなられた患者さんのご遺体を解剖し、臓器、組織、細胞を観察して、詳しい医学的検討をおこなうこと。それによって、精度の高い病理診断ができ、死因を正しく理解し、治療の適切性についても検討することができる。

文化の差異

美術館も博物館も無料なり税金払わぬ留学生にも
経済は日本に抜かれたとは言えど誇りたかきか英国人は
キュー・ガーデンズに大きな池あり駈《か》けてみたが霞《かす》んで見えない池の向うは

文化の違いと言えば、やはり驚いたことがあります。それは、大英博物館（＊4）も美術館もすべてが入場無料だったことです。大英博物館には、大英帝国が世界中から収奪してきた宝物が、収納されていました。ロゼッタ・ストーン（＊5）、エジプトのミイラ（＊6）もありました。また、大英博物館でマルクス（＊7）が『資本論』を書いたという有名な話があります。マルクスに膨大《ぼうだい》な蔵書と場所を提供することで、大英博物館は世界史に重大な貢献をしたのだと思います。

また、美術館も無料でした。ロンドン自然史博物館（＊8）は、恐竜などが展示されていて、子どもにとってはとても人気のある場所でした。

ただ一カ所だけ入場料が必要な場所がありました。入園のためには五ペンスが（＊9）必要であったキュー・ガーデンズ（＊10）です。広大な植物園で、大きな池があり、池の向うの端は霞《かす》んではっきり見えず、空に繋《つな》がっているかのようでした。

このような文化施設に無料で入ることができることや、演奏会や演劇を安い料金で楽しむことのできる伝統ある文化国家を、羨《うらや》ましく思ったことでした。その頃イギリスは経済的には落ち目になっていましたが、文化を大切にする英国の矜持《きょうじ》を見たようにも思いました。


（＊4）British Museum……イギリス・ロンドンのブルームズベリー地区にある。人類の歴史、芸術、文化を専門とする公的機関。世界で最初の国立博物館である。大英帝国時代に広く収集された約八〇〇万点の常設コレクションがある。

（＊5）Rosetta Stone……エジプトのロゼッタで一七九九年に発見された石柱。紀元前一九六年にプトレマイオス五世によって出された勅令《ちょくれい》が刻み込まれている。古代エジプト語の神聖文字（ヒエログリフ）と民衆文字（デモティック）、ギリシャ文字の三種類の文字が刻まれている。

（＊6）ミイラ（mummy）……人為的加工または自然条件によって乾燥され、長期間原型を留めている死体のこと。古代エジプトが有名だが、南米のアンデス、新疆《しんきょう》ウイグル（桜蘭《ろうらん》の美女）、それからブータンにも高僧のミイラがある。

（＊7）Karl Marx（一八一八‐一八八三）……プロイセン王国出身の哲学者、経済学者、革命家。社会主義および労働運動に強い影響を与えた。一八四九年渡英し、以降はイギリスを拠点として活動した。

（＊8）Natural History Museum……サウス・ケンジントンにある博物館。七〇〇〇万点以上ものコレクションを持つ生命科学・地球科学の収容施設である。

（＊9）Pence……一ポンドは一〇〇ペンス。当時は一ポンドが一〇〇〇円くらいだったので、五ペンスは、五〇円になる。ちなみに、病院の昼休みに売りにくる紅茶とビスケットのセットも、五ペンスでした。

（＊10）Kew Gardens……ロンドン南西部のキューにある王立植物園。一七五九年に宮殿併設の庭園として始まり、今では世界で最も有名な植物園である。「日本の樹」として、見上げるくらい大きなシャクナゲが植わっていた。

年間カリキュラム

外来で乙女が訴え指導医はわれを振り向き診断を問う

世界から著名な学者がやってくる胸躍らせて講堂へ行く

階段教室の上に座ればイギリスの若き医師らの薄き髪見ゆ

髭面《ひげづら》のがっしりとしたゲシュヴィント教授「失行《しっこう》」講義す凜《りん》とした声

日に二回ワゴン車が来てティーを売るビスケット付きで五ペンスなりき

私は専門医といってても資格をとってまだ数年ですから、クイーン・スクエアの医療には、生涯かかっても追いつけないかもしれないと強いショックを受けました。

でも、折角来たのだから頑張らなあかんと思って、一生懸命勉強しました。

この病院では、写真4のように年間カリキュラムが組まれていて、例えばこの日（3rd May 1976）の水曜日は、朝の九時から神経放射線学のデモンストレーションがあり、一〇時から外来での授業がありました。

クイーン・スクエア病院で、初めて外来の授業に行った時のことです。ドクターが若い女性患者の問診をされていましたが、パッとこちらを向いて「診断名はなにか？」と、訊かれたのです。偏頭痛かなと思ったのですが、咄嗟《とっさ》には答えられず"I'm not sure about the diagnosis"（診断はよく分かりません）と言いましたら怪訝《けげん》な顔をされて、他のドクターに質問を振られました。日本語なら私にも容易に答えられたのにと、それは悔しかったです。

また、夕方にはGuest Lecture（招待講義）が時々開催されていました。この日は午後五時半から、有名なNorman Geschwind教授（＊11）による「失行」についての講義がありました。そんな日は、クイーン・スクエアの先生がたも出席されて講堂は満員になっていました。

日本からは、順天堂大学の楢林《ならはやし》博太郎教授（＊12）が、「パーキンソン病（＊13）の定位脳手術」（＊14）

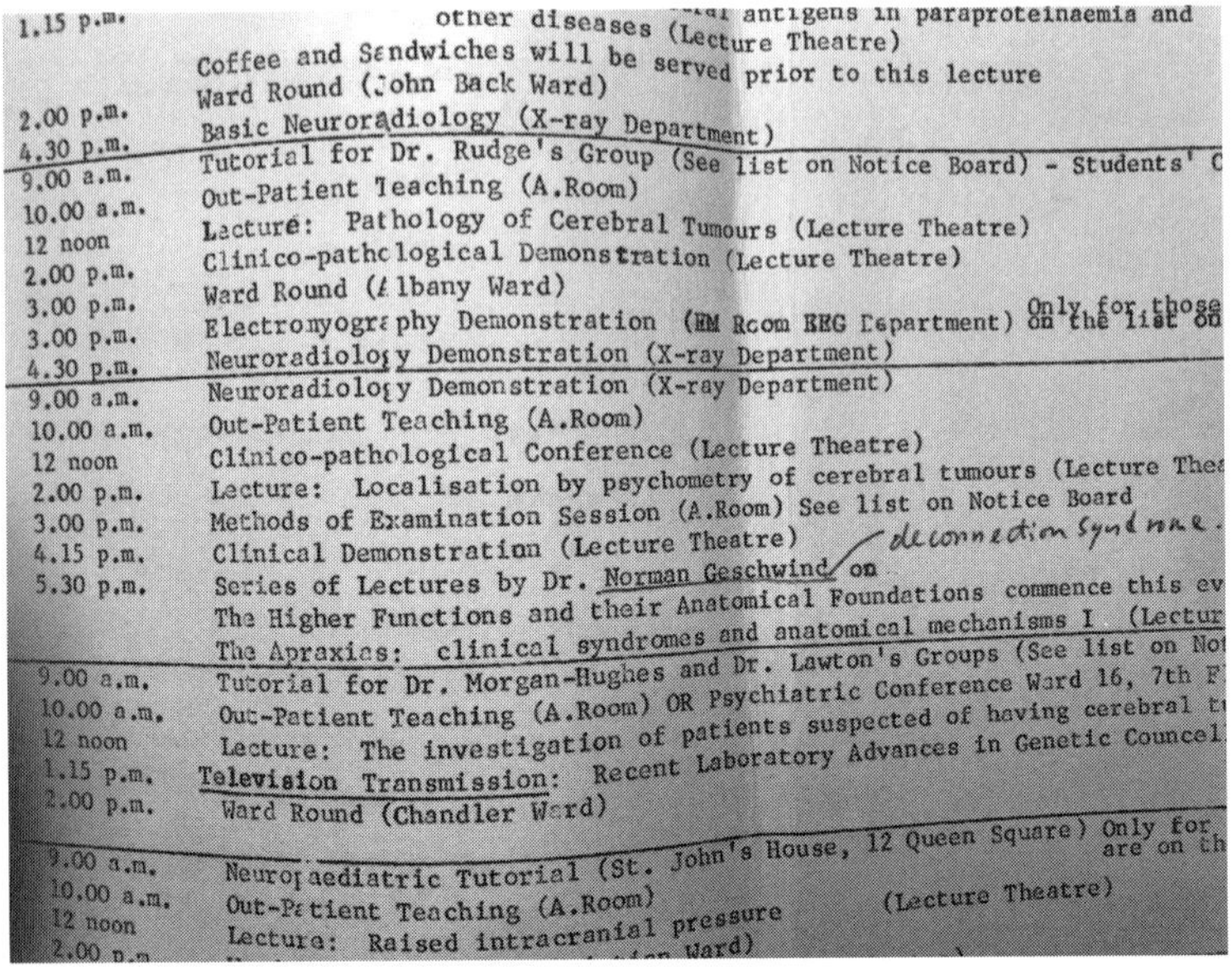

1.15 p.m. ... other diseases (Lecture Theatre)
Coffee and Sandwiches will be served prior to this lecture
Ward Round (John Back Ward)
2.00 p.m. Basic Neuroradiology (X-ray Department)
4.30 p.m.
9.00 a.m. Tutorial for Dr. Rudge's Group (See list on Notice Board) - Students' C
10.00 a.m. Out-Patient Teaching (A.Room)
12 noon Lecture: Pathology of Cerebral Tumours (Lecture Theatre)
2.00 p.m. Clinico-pathological Demonstration (Lecture Theatre)
3.00 p.m. Ward Round (Albany Ward)
3.00 p.m. Electromyography Demonstration (EM Room EEG Department) Only for those on the list on
4.30 p.m. Neuroradiology Demonstration (X-ray Department)
9.00 a.m. Neuroradiology Demonstration (X-ray Department)
10.00 a.m. Out-Patient Teaching (A.Room)
12 noon Clinico-pathological Conference (Lecture Theatre)
2.00 p.m. Lecture: Localisation by psychometry of cerebral tumours (Lecture Thea
3.00 p.m. Methods of Examination Session (A.Room) See list on Notice Board
4.15 p.m. Clinical Demonstration (Lecture Theatre)
5.30 p.m. Series of Lectures by Dr. Norman Geschwind on — deconnection syndrome.
The Higher Functions and their Anatomical Foundations commence this ev
The Apraxias: clinical syndromes and anatomical mechanisms I (Lectur
9.00 a.m. Tutorial for Dr. Morgan-Hughes and Dr. Lawton's Groups (See list on No
10.00 a.m. Out-Patient Teaching (A.Room) OR Psychiatric Conference Ward 16, 7th F
12 noon Lecture: The investigation of patients suspected of having cerebral t
1.15 p.m. Television Transmission: Recent Laboratory Advances in Genetic Counsel
2.00 p.m. Ward Round (Chandler Ward)
9.00 a.m. Neuropaediatric Tutorial (St. John's House, 12 Queen Square) Only for are on th
10.00 a.m. Out-Patient Teaching (A.Room) (Lecture Theatre)
12 noon Lecture: Raised intracranial pressure
2.00 p.m. ... Ward)

写真４　クイーン・スクエア国立病院年間カリキュラム

のレクチャーで来られていました。一カ月くらい滞在しておられ、私も毎週先生の講義を受けました。

（＊11）Norman Geschwind（一九二六－一九八四）先駆的なアメリカの行動神経学者であり、病変分析に基づく切断モデルによる行動神経学の探求でもっともよく知られている。この日の講義のタイトル“Apraxias”（失行）とは、パターンや順序を覚える必要がある作業を行う能力が失われる障害のこと。失行がある人は、身体的には作業を行う能力があるにもかかわらず、必要な一連の動作を行えないか、その順序を覚えることができない。

（＊12）（一九二二－二〇〇一）順天堂大学

教授。パーキンソン病の治療に取り組み、定位脳手術やL-DOPS療法を手がけた。日本学術会議会員。兵庫県出身。東京帝大卒。

（＊13）振戦（ふるえ）、動作緩慢、筋強剛（筋固縮）、姿勢保持障害などを主な症状とする病気。難病に指定されている。中脳の黒質にあるドパミン神経細胞が壊れて、そこで作られるドパミンが減少することによって発症する。

（＊14）脳の深部を電気刺激することによって、薬では効果の得られないパーキンソン病の振戦、ジストニアなどの不随意運動の症状を改善する。手術では、定位脳手術装置という特殊な装置を用い目標とする脳深部の神経核に治療用の刺激電極を留置する。

そういうプログラムを通して、世界の最先端の神経学を学んだのです。そして一生懸命頑張ったのですが、その結果体重が六キロも痩《や》せました。ずいぶん細くなったものですから、スマートな革ジャンを買いました。しかし、帰国してからはすぐに着られなくなってしまいました。

しかし、世界の最先端というのは、凄かったです。半年位してやっと英語がわかってきたという感じでしたが、本当に苦労しました。

英語の学習

バスに乗りヒースローからロンドンへ沿道に続く赤レンガの家
迎えくれしはファインバーグ教授〝not bad〟と我の英語に
春まだきロンドンの部屋の寒々と大家に頼み毛布借りたり
自分には子どもはないがとNobel《ノーベル》先生ハグしてくれたり我が子どもらを

イギリスに到着してすぐに、ヒースロー空港からバスに乗りロンドンに向かいました。沿道にはレンガ作りの家々が立ち並び、ついにイギリスに来たのだ！　という感慨《かんがい》が湧いてきたことでありました。バスターミナルで私を迎えてくれたのは、ロンドン大学の免疫学教授・Feinberg（ファインバーグ）先生で、彼はあらかじめPutney地区のSchubert Roadに部屋を借りてくれていました。四階建ての建物の一階で、二階にはアイルランド人の一家が、そして三階には若者たちが部屋をシェアして住んでいました。ファインバーグ教授は、日本臓器の薬剤開発の共同研究者でした。

彼は私の英語に〝not bad〟（まあまあ）と、言われたくらいだから、私の英語力がどれくらいのものか、皆さんにも察しが付くというものです。そして彼は英語の先生を紹介してくれました。Nobel《ノーベル》先生（＊15）という微生物学者（写真5）で、彼女はペニシリンを発見したFleming《フレミング》（＊16）とは同僚であったが、彼はたまたま幸運に恵まれただけで、研究者として特別優れていたわけではないと述懐《じゅっかい》されていました。

（＊15）Emmy Klieneberger-Nobel　微生物学者。国際マイコプラズマ学会初代名誉会員のひとり。microbiology（微生物学）の分野での著名な業績により、Robert Koch Gold Medalを授与された。ドイツ在住であったが、ナチ党が台頭してきたためフランクフルトを離れ、ロンドンに移住した。以後は、Lister Institute（リスター大学）で研究を続けた。

（＊16）（一八八一－一九五五）イギリス・スコットランドの細菌学者。抗菌物質リゾチームと、アオカビから見いだした世界初の抗生物質、ペニシリンの発見者。ノーベル賞の受賞者。

英語のテキストに指定されたのは、トルストイ（＊17）の『戦争と平和』でした。そして毎週エッセイを書いていくのが宿題でした。

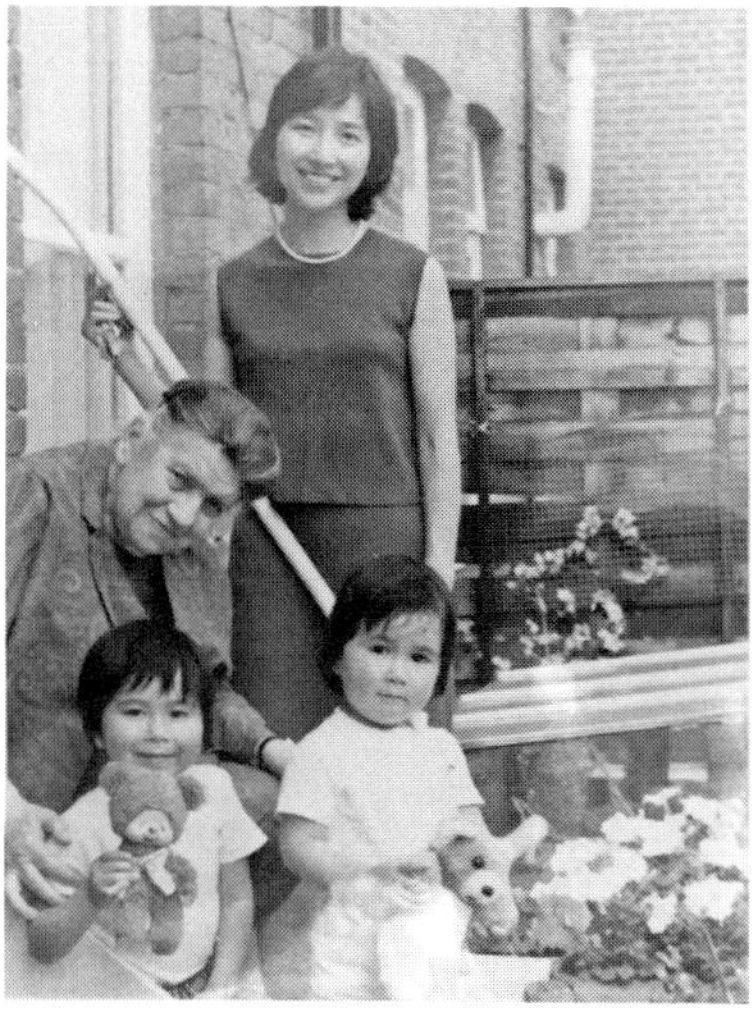
写真５　ノーベル先生と妻と子どもたち

私はできるだけ早口で会話をしようとしましたが、彼女は「はやくしゃべる必要はない。ゆっくり、はっきりと話すことが大事だ」と。そう言われて肩の荷が下りた気がしました。なぜならそれまで通っていたロンドンの英会話スクールでは、講師が特別の早口でしゃべっていたからです。

（＊17）（一八二八－一九一〇）帝政ロシアの小説家、思想家。ドストエフスキー、ツルゲーネフと並ぶロシア文学を代表する文豪。代表作に、『戦争と平和』『アンナ・カレーニナ』『復活』などがある。

ある日、ノーベル先生の家で「チーズパーティ」が開かれました。ロンドンの日本人社会では、チーズパーティというのは、まさしくチーズとワインしか出ないと聞かされていましたが、全くその通りで各種のワインとチーズが並べられただけのパーティでした。若者たちが八人くらい集まっていたでしょうか、ワインを飲みながらずっと会話していました。私は隣席におられた若い医師と言語中枢の話をしたのを覚えています。

日本のパーティなら、どんなご馳走が出るかと思うのですが、イギリスでは会話がパーティのご馳走なのであって、彼らはワインを飲んでチーズを食べて、パーティを楽しんでいる。文化の違いなのだなと、思ったことでした。

また、ファインバーグ教授の家に食事に招かれたこともありました。教授の娘さんご夫妻と私たち夫婦と教授の五人のディナーでしたが、彼は気を使ってくれて、魚料理も用意してくれていました。

その時、教授の娘さんの夫が痙攣発作《けいれんほっさ》を起こして倒れたのです。教授はかかりつけ医に連絡し、間もなく若い医師が往診に来てくれましたが、彼の診察を見ていて驚いたことがありました。全身のチェックをした後で、最後に彼は直腸診をしたのです。私は痙攣患者を診た時に、直腸まで診たことは一度もなかったのです。なるほど、プライマリ・ケア(*18)で医師が全身を診るということは、こういうことなのだと納得したことでした。

（＊18）患者の心身を総合的に診て、初期段階での健康状態の把握や一時的な救急処置、一般的な病気や外傷の治療などをおこなうこと。

イギリスでの日常生活

チャーチルは玄関に座って庭ながめナチス打倒の策を練りしか
イギリスのサラダボウルは持ち帰りまだ使ってる把手《とって》は欠けたが
テストはいつも一番なのにしゃべれずに不思議がられるインドの女性に

渡英一週間後に、妻と二人の子どもがイギリスに来て、ここでの生活にもようやく慣れてきました。週末にはサンドイッチを持って郊外に出かけていました。チャーチル（＊19）の邸宅やシェークスピア（＊20）、またダーウィン（＊21）の家なども訪ねました。イギリスの郊外はとても美しく、なだらかな丘に羊が群れていました。

（＊19）（一八七四－一九六五）イギリスの政治家、陸軍軍人、作家。第二次世界大戦を勝利に導いたイギリスの首相。一九五三年にはノーベル文学賞も受賞している。
（＊20）（一五六四－一六一六）イングランドの劇作家・詩人。イギリス・ルネッサンス演劇を代表する人物。もっとも優れた英文学の作家とも言われている。代表作は、『ロミオとジュリエット』『ハムレット』『オセロー』など。
（＊21）（一八〇九－一八八二）イギリスの自然科学者。卓越した地質学者・生物学者で、種の形成理論を構築し、『進化論』を発表した。

ケント州の広大な敷地に建っていたチャーチルの邸宅は観光客がたえず訪れ、玄関にはチャーチルが、〝どかっと座って庭を眺めている写真〟が掛けられていました。

その場に座って庭を眺めてみると、広い庭には池があり、所々に林檎の木が植えられていて、馬に乗って駈けられるかのような広さでした。

ダーウィンの家は、チャーチルの家に較べれば小さなものでしたが、それでも敷地は千坪くらいはあったかと思います。書斎や応接間が残されており、家の裏側には庭を取り囲むように散歩道がありました。そこを歩きながら、ダーウィンが「進化論」を考えていたのだと思うと、感慨深いものがありました。

イギリス中部のストラトフォード・アポン・エイヴォンにあるシェークスピアの生家を訪ね、二階に上がって彼の部屋からエイボン川を眺めていると、夕陽が川に映えて美しい光景でした。

また、ウインブルドンのテニスを見に行ったり、友人になったドイツ人のHenry《ヘンリー》とドーバー海峡の町ブライトンにもよく行きました。一泊する時は、"B&B"という民宿に泊まりました。Breakfast と Bed の略。すなわちベッドと朝食がつくという意味です。ちなみに、イギリスのB&Bの朝食は、パンにベーコンとスクランブルエッグと紅茶がつきますが、ドイツの朝食は、パンとジャムとコーヒーだけでした。

それから、ぜひ話しておきたいのは、多種多様な教室が無料で開かれているAdult School《アダルト・スクール》と、自動車免許証のことです。

ある日、アダルト・スクールの冊子を貰いました。それによると、放課後に地域の学校が開放され、いろいろな教室が開かれていて大人たちが自由に参加できると書いてありました。そこには本当に多様な学びの場が提供されていました。

例えば、文学、絵画、セラピスト、コンピューター、語学、陶芸、ワイン、スポーツ……それに、家具作りやダンス、トランプ遊びなどのクラスもありました。それらが、すべて無料だったのです。妻は英語と陶芸のクラスに参加しました。英語は六人くらいのクラスで、妻以外は、インドの女性たちでした。教材を用いての授業では、妻はスラスラと読めるのですが、休み時間になるとインドの女性たちが自由に英語での会話を楽しんでいるのに、会話に入っていけなくて不思議がられたそうです。「ちゃんと英語の本を読めるのに、なぜ話せないのか?」と。

陶芸教室は楽しかったようで、いくつか作品を作っていました。いくらイギリスといっても、さすがに陶芸の材料代は有料でした。妻は自分で作ったサラダボウルを特に気に入っていて、四〇年以上経った今でも使っています。

自動車免許証の取得ですが、これも日本とは全く違ったシステムでした。申請をして指定された日に地域の警察署に行きました。すると、担当官が出てきて車の運転をチェックするというのです。彼と一緒に警察署を出ると、道路の向うに停めてある車のナンバーを読むように言われました。それで、ナンバーを言ったのですが、後で思えばそれが視力検査でした。そして三〇分くらい町を運転して走りました。そして警察署に戻ってきて車内で、「運転に関する十問」を訊かれました。

最後の質問は、「冬に走っていて、道路がブラックアイスになっていて車が左に滑ってしまったときは、ハンドル操作はどうするのか?」でした。他の質問はすべて正解だったのですが、それだけが間違っていたようです。「正解は?」と訊くと、「自分で調べなさい」と言われ、テストは終了しました。それが日本のペーパーテストに当たるのだと、後で気づいて驚いたものです。

そして、後日交付された免許証の有効期限にまた驚きました。なんと、二〇一八年まで有効! 私が七五歳になるまで使えるというのです。日本なら有効期限は三年ですよね。それがイギリスでは書き換えもなく七五歳まで有効とは! 本当に驚きました。

ただし現在では、制度も変わっており、免許証の書き換えが必要になっています。しかし有効期限が長くて、一〇年に一回の書き換えでいいようです。またオンラインで申請ができます。

また、車検も新車の場合は、三年間不要ですが、その後は毎年必要になります。ただし、その費用は三〇～五〇ポンド、日本円にして四八六〇～八一〇〇円という安さです（一ポンド一六二円で換算）。逆に言えば、日本では免許証の書き換えや車検だけで、莫大な税金を徴収されているのだと思わずにはおれません。

イギリスの学校

保育園で覚えているのは先生の真っ赤なマニキュアの爪だけと
半年も経てば大きな三輪車得意になって乗ってる和喜
泣いてばかりの我が子を迎えにいけば“Takashi is very happy !”と先生の言う
郵便を配達人から受け取って笑顔で話をしている貴司

子どもたちにも、早くイギリスの生活に慣れてほしいと思い、まずは保育園、ついで小学校に行かせることにしました。近くに保育園があり、体育館のような建物でした。

三輪車が五台あり、そのうちの大きな三輪車二台が子どもたちの間で、取り合いになっていたそうです。もちろん我が子らは乗ることができないどころか、次男（和喜）二歳は泣いてばかりいて、長男（貴司）四歳が彼の手をじっと握って、「泣かないの」と慰《なぐさ》めていたようです。子どもたちはスナック菓子をひとつずつ持って保育所に通っていました。貴司が水を飲みたくなって“water”と言ったら、トイレに連れて行かれたと話していました。そういえば、トイレには蛇口《じゃぐち》がありますよね。彼の英語“water”も、なんとか通じていたのかもしれません。

なお、保育料は、無料でした。

貴司が五歳になったとき、小学校に入学させました。近くにあったのはカトリックの学校で、洗礼を受けなければ入学できません。妻は子どものとき受洗していたので、子どもの洗礼に抵抗感はなく、むしろ嬉しかったようです。

そして近くのカトリック教会で、証人の立ち会いのもと、司祭様から洗礼を授けられました。聖水を頭に垂らしてお祈りをしてくださいました。そのときに洗礼名を貰ったはずなのですが、忘れてしまいました！　申し訳ないです。

九月から貴司は小学校に行くことになりました。ところが毎日泣いてばかりで、目を腫《は》らして帰ってくるのでした。ある日、裏庭の戸口の所に貴司と和喜が並んで座っていて、「お兄ちゃん、学校に慣れた？」と、和喜が訊いていました。

あまりに泣くので可哀想になり、学校を辞めさせようと思い、入学して一週間後に学校に迎えに行きました。すると出てこられたWaller《ウォーラー》先生は、私たちを見るなり満面の笑みで、“Takashi is very happy today!"と、言って下さったのです。ほんとうに良かったなとホッとしました。

学校の授業というのは、その日に先生が、子どもたちに「何をしようか」と、尋《たず》ねられるそうです。校庭で遊ぶとか、絵を描くとか、楽器の演奏をするとか……子どもたちの意見がまとまると、その授業が始まるそうです。もちろんカリキュラムがあって、その線に沿っての授業もあるのでしょうが、子どもたちの自主性を重んじておられる素晴らしい教育だと思いました。ある日、学校へ行くと、貴司の絵が壁に掛けられていました。

先生が"Takashi is very clever"と褒《ほ》めて下さいました。

校庭では、貴司が子どもたちと駈けっこしていました。大きな笑い声をあげながら友だちを摑《つか》まえようと走っていました。鬼ごっこのような遊びだったのでしょうか。

貴司が学校に馴染むにつれて、買い物の時など、妻の通訳を彼がしてくれていたそうです。

有り難いことに学費も給食費も無料でした。税金を一ポンドも払っていない留学生の子どもも平等に扱って教育してくれるなんて、素晴らしい国だと感謝の思いでいっぱいでした。

医療制度

開業医のサロンのような待合室我らのほかに患者はなくて
ひとりだけ秘書の女性がいるけれど看護師もいない開業医の家

老人は足をひきづり街を歩く開業医にも受診はせずに金持ちは自由診療を選択する待たずに受けられる先端医療を

イギリスと日本の医療制度には、大きな違いがあります。

イギリスは、NHS（National Health Service　国営医療保健サービス）（＊22）で、医療費は原則無料でした。保険料を払う必要もなく、それは私のように留学している人間にも適用されていました。

私は、まず地域の開業医にかかりつけ医の登録をしました。病気になればその医師の診察を無料で受けられるわけです。ある日、長男が耳の痛みと熱が出たので、予約した時間にクリニックに行きました。

クリニックといっても普通の家でドアをノックすると秘書の女性が出てこられ、"Do you have an appointment?"（予約はしていますか？）と訊かれ、広い待合室に通されました。しかし、私たち以外に患者さんは誰もおられなかったです。暫《しばら》くして診察室に呼ばれましたが、机一つあるだけの簡素な部屋でした。女性の医師が診察してくれて「中耳炎」ということでした。

私がクロロマイセチンは持っていると言いますと、「クロロマイセチン（＊23）は血液障害の副作用があるので、今では使わない」と、ペニシリンを処方してくれました。薬は町の薬局に貰いに行きましたが、それは有料でした。

患者が溢《あふ》れている日本の開業医の現場との違いには、おおいに驚きました。

ロンドンの街には、バギーを押しながら歩いているおばあさんの姿をよく見ましたが、彼女らが受診していると聞いたことはありません。

膝などがきっと痛いだろうに、彼女らは通院していないのですね。

日本の患者さんの受診行動との違いに驚きました。人生に対する考え方の違い、生き方の違いなのでしょうか。

日本では、沢山の患者さんを診なければ、診療報酬が入ってきません。だから、患者さんを獲得するためのインセンティブが働きます。しかし、イギリスでは患者獲得にあくせくする必要はないのです。登録された患者さんの数に応じて決められた報酬が入ってくるからです。ただし、登録してくれる患者さんが少なければ、報酬は少なくなります。

しかし、どちらがいいのかは即断できないですね。ゆったりと働いて、夏期休暇も一カ月ほど楽しめる生活を羨ましくも思いますが、イギリスの非効率な医療にも問題があるようです。

ちなみに開業医には医療機器は置いていないので、例えば腹部エコーを撮りたい場合は、病院の予約で何カ月も待たされる。また癌の手術が遅れて命を失うこともあるとも聞きました。その点、日本は全く違っていますね。開業医にもエコー機器を設置している所は結構ありますし、中にはCT（コンピューター断層撮影）やMRI（磁気共鳴画像診断）の検査をしているクリニックさえあります。イギリスの開業医から見れば、驚きの光景でしょうね。

（＊22）イギリス政府が運営する国民医療保健サービス。税収などの一般財源によって賄《まかな》われている。原則無料で医療を受けることができる。しかし、イギリスでは、患者が自由に病院を選べない。まずかかりつけ医（GP）へ行く。そしてGPの紹介状をもらってから病院へ行く。また入院まで半年も待たなければならないという非効率な点もある。日本の医療制度は、「でき高払い」といって、医療行為のそれぞれについて単価が決められていて、どれだけの医療行為を行ったかに対して報酬が払われる。それに対して、イギリスでは「人頭制」といって、どれだけの患者がその医師を主治医として登録したかというその人数分だけ報酬が支払われることになる。

（＊23）私が医者になりたての頃は、よく使われていた抗生物質。しかし、再生不良性貧血などの副作用が出たため、その後は使われなくなっている。

帰国

ベルギーの「小便小僧」を探しいて絵を描きみせればポリス笑いぬ
山道を登りて見渡すネッカー川鈍色に光り鷺飛び立てり
アルプスを背にして建てる民宿のベランダいっぱい花あふれおり
レストラン探して歩く石畳ダイアナ妃似のウエイトレスに遇《あ》う
石畳地下に降りると老人が木彫りの顔を彫りておりたり

故障した車の下を覗《のぞ》いていると声かけくれたベトナムのひと
夕食に誘ってくれた手作りのチャーハンの味まだ覚えてる
翌朝はレマン湖の畔《ほとり》を散歩したわが子と手をつないでいたチャク
フランスの田舎の道に灯火なく車ともども闇に呑まれる
ようやくに農家見つけて泊まりたり英語通じず黒き牛いて
真夜中に戸の軋《きし》む音に目覚めたり隅に置かれし人形ひとつ

留学して一年経った頃、日本から手紙が来ました。「橋本君、そろそろ帰ってきてくれないか」という湯浅先生からの手紙でした。ようやくロンドンの生活も楽しくなっていたのですが、先生の推薦で来られたのだから帰らなければということで、一年三カ月のロンドンの生活を終えて帰ることにしました。

そこで、お世話になった方々を招いて、お別れパーティーをすることにしました。ファインバーグ教授、ノーベル先生、メイヤー先生、それに慶応義塾大学の先生も招待して食事会をしました。イギリスではパーティーに子どもは参加させません。当日は子どもたちをベビーシッターに頼みました。

料理は、妻がイギリスで覚えたシェパーズパイ（＊24）などを作り、ワインを飲んで、思い出話をして、楽しい時間をすごしました。

（＊24）Shepherd's pie　ひき肉とじゃがいもを使ったイギリスの伝統料理。コテージパイ（Cottage pie）とも言う。一七〇〇年代に農民家庭から生まれた家庭料理。シェパーズパイは、羊の肉とマッシュポテトでできているので、羊飼い（シェパード）から名付けられた。

帰国前に、自動車でベルギー、ルクセンブルグ、ドイツ、オーストリア、スイス、フランスなどヨーロッパを二週間かけて回りました。ヨーロッパはとても美しいところでしたが、特にローテンブルグ（＊25）は夢のような町でした。スイスのチューリッヒでは、車が故障して困っている時に、声をかけてくれたベトナム人のChac（チャク）と友人になったのです。その後も彼との文通が続いて、今から五年前の二〇一七年に、彼と一緒にベニス、ブダペスト、ウイーンを旅行したのはとてもよい思い出になっています。

（＊25）ドイツ・ロマンチック街道にある世界中から観光客が訪れる小さな町。木組みの建物と城壁に囲まれた石畳の街を歩くと、まるで中世にタイムスリップしたような感じがする。年中開いているクリスマス用品の店が有名である。

Ⅴ　息子たちに継承して、それから

すばらしいスタッフとともに、患者の幸せを求めて、地域医療に心砕《くだ》いて四四年が経過しました。二〇一四年、私が七一歳の時に、長男に院長職を正式に引継ぎましたが、それより一〇年ほど前から、次のような活動の場を広げて来ました。いずれも自分自身の見聞を拡げるきっかけになっています。

一　世界へ旅する

沖縄にはカンムリワシがよく似合うオスプレイが飛ぶと逃げる子どもら
「埋もれゆく辺野古の海」という見出し「埋めていってる」のは誰なのか
大浦湾の地盤のごとく沈むだろう軍事大国になってもこの国
ウクライナの破壊されたる町を見て日本でも起こり得ることと思えり
爆破された家から逃れゆく家族　少女は本を脇に抱えて

二〇〇三年から、私は「戦争と平和」を探求する旅に出たいと思うようになりました。まずは広島をそして沖縄、知覧《ちらん》を訪ねました。沖縄の「ひめゆりの塔」のガマ（自然洞窟）の入り口に建っている仲宗根政善《なかそねせいぜん》先生（＊1）の碑《ひ》の文章を読んだだけで涙が溢《あふ》れてきました。

戦争というものは、無垢《むく》の民を逡巡《しゅんじゅん》することなく殺してしまうものです。今、ウクライナへのロシアの侵略を奇禍《きか》として軍備増強を声高にいいつのる勢力があることに深甚《しんじん》の恐怖を感じます。

そして外国へ。最初に行ったのはベトナム、ついで南京、フィリピン。そして中南米の非武装で有名な国コスタリカを訪ねました。さらに世界で一番幸せな国ブータンにも行きました。

それ以外では、支援しているケニアの孤児たちに会いに行きました。

死んだ時、ガンジス川に流されるのが無上の喜びというインドを見たくてインドにも行ってみました。また、アウシュビッツにナチスの残虐《ざんぎゃく》の跡を訪ねました。

ブラジルのトメアスではアマゾン移民事業が一九二九年から開始されましたが、その地に移民された方々を訪ねました。それらの旅を通じて、各国に知り合いができて見聞が広まったことは、その後の私の人生を実りある豊かなものにしてくれました。

それぞれの旅を紹介したいと思います。

（＊1）仲宗根政善（一九〇七〜一九九五）日本の教育者・言語学者。今帰仁《なきじん》生まれ。東京帝国大学国文科卒。沖縄第一高等女学校、沖縄師範学校女学部で教え、一九四五年（昭和二〇年）にひめゆり学徒隊の引率教官となる。琉球大学名誉教授。一九八四年「沖縄今帰仁方言辞典」で日本学士院賞・恩賜賞《おんししょう》受賞。

コスタリカの旅（二〇一〇年八月一八日～八月二七日）

軍隊を持たない国でもサン・ホセの庶民の家には鉄格子のあり
人口の一割が移民　日本には望むべくもなき多様性あり
サン・ホセにレストラン持つ女性あり神戸大震災を逃れてきたと
樹のうえに木がはえ苔《こけ》も重なりて雲霧林《うんむりん》はアバターの世界
モンテベルデの山にも危機は迫ってる蛙や樹々の死に絶えしものあり
密林の奥に浮かべる舟のうえ風、鳥、蛙の声を聴いてる
暗闇に聞こえてくるのは寄せる波声を潜《ひそ》めて亀を見にいく
穴を掘り涙を流して産む卵　月と星とに鈍《にぶ》く光れり
母亀はジャガーに喰われ仔亀らは鳥に喰われるコスタリカの浜

忙しい日常診療の合間を縫って、時おり小旅行には出かけていました。沖縄や九州、四国、信州、尾瀬など。そして二〇〇八年、友人の誘いで山古志村（新潟県）に行きました。地震で破壊された現場に行き、闘牛や棚田《たなだ》、鯉の養殖場を見ること。また手掘りのトンネルを通ってみて、先人の苦労を偲ぼう。村の民宿に泊まって、村人たちを励まそう。そういう趣旨であったと記憶

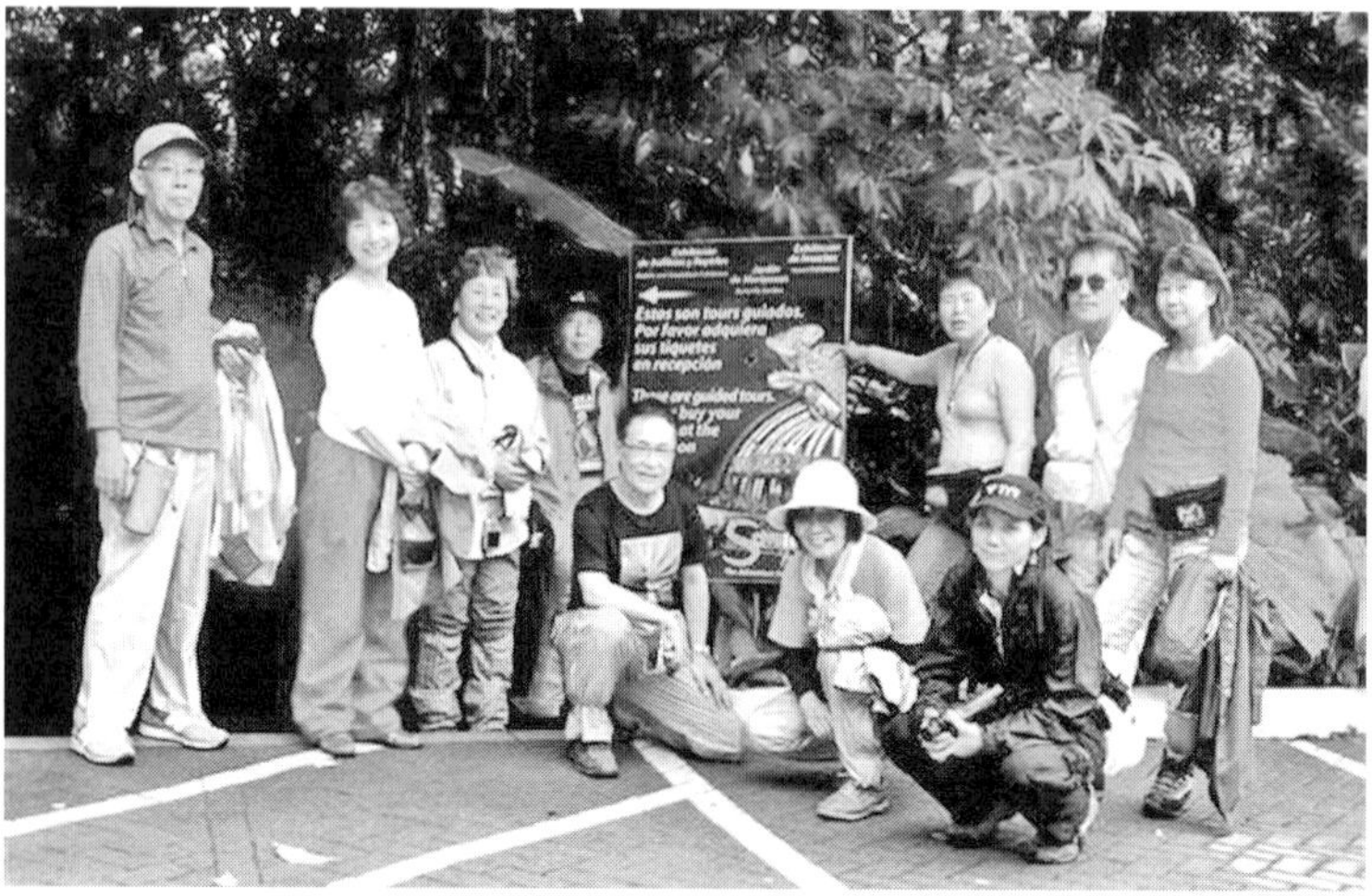
Estos son tours guiados.
Por favor adquiera
sus tiquetes
en recepción

写真1　コスタリカ（モンテベルデ自然保護区にて旅行仲間たちと）

しています。

その旅行中、同行の人たちの間でコスタリカの話が出ました。「とても美しい国だった。人々も優しかった。あの国に永住したかった」と、ひとりの人が言われました。軍隊のない国とは知ってはいたが、そんなにいい国なら私も行ってみたいと友人に話したのです。すると翌年その方から早速電話がかかってきました。

「コスタリカの旅を計画しましたので、ぜひ参加してください」

行ってみたいとは思っていましたが、まさかそんなに早く実現するとは！

その友人の行動力に驚きましたが、折角の機会だからと参加することにしました。長男がクリニックの手伝いをしてくれるようになっていたので、思い切って八月に一〇日間の休みをとり、二〇一〇年八月一八日に成田空港から中南米に向けて飛び立ったのです。

それまでは超多忙な生活でしたから、一〇日間も休むのは開業以来初めてのことでした。

コスタリカは、自然に溢れたとても魅力的な国でした。北の方のMONTE VERDE（緑の山）の雲《うん》霧林《むりん》は、ケツァール（手塚治虫の火の鳥のモデル）でも有名ですが、樹の上には樹が何重にも重なり、羊《し》歯《だ》が密生し、霧がかかり、原色の花が咲き、鳥の声が溢れ、甲虫の幼虫が葉っぱの下に隠れていました。多分、人類が地球上に現れたときは、こんな風景ではなかったのかと思わせられるほどでした。

首都のサン・ホセでは民泊をさせていただきました。人々はとても明るく、お手製の料理を振る舞われ、おしゃべりをして楽しい一日を過ごしました。

ケツァールには遭遇《そうぐう》できなかったけれど、自然を満喫《まんきつ》した楽しい旅でした。しかし、軍隊のない国なのに、サン・ホセの市民の家には鉄格子の扉がはめてありました。何故？　と訊くと、泥棒が多いという意外な返事でした。しかし、すべての国民は公的な健康保険に加入していて、公立の病院は無料で利用できます。

また教育費は高校まで無料です。いろいろな国に行きましたが、医療と教育が無料の国は、やっぱり幸せな国だと言うことができるのではないでしょうか。

またアメリカ人がリタイアした後、住んでみたい一番の国は、コスタリカだそうです。

インドの旅（二〇一〇年一二月二八日～二〇一一年一月三日）

ガンジスの濁《にご》った川面《かわも》に霧ながれ鳥の飛びいて日は昇りくる

ガンジスに小舟ひしめき沐浴《もくよく》を外国人が見る厚着しながら

ガートには薪《まき》が積まれて白き布に包まれた遺体の運ばれてくる

仏教の聖地にぬかずくビルマ僧に柵《さく》から伸びる物乞いの手

高速の道路は閉鎖牛飼いのデモがあるらし見たくもあるが

牛、豚、馬、駱駝《らくだ》も歩く高速道路混沌《こんとん》の極《きわ》みか印度《いんど》という国

仏塔の壁埋め尽くしさまざまの陽に照らされし目合《まぐわ》ひの群れ

振り返り塔のうえにいる禿鷲《はげわし》を見つけたりまたいる白き猿たち

革ジャンとマフラー巻いてるわたくしに裸足《はだし》の子どもが物乞いをする

アグラにて列車待つ間に若者はいざり寄り来て物乞いをする

旅人がテントを張りて礼拝すラームラージャは鰐《わに》の棲《す》む河

学生時代、私には三つの問題意識がありました。

一　何故、人は生きなければならないのか？
二　何故、アメリカは残虐《ざんぎゃく》なベトナム戦争をするのか？
三　何故、医師になるのか？　なるとすればどんな医師になればよいのか？

インドは、昔から関心のある国でした。ガンジス川で沐浴し、その川岸で焼かれ、その灰をガンジスに流すことが最高の幸せだというヒンズー教の人々に興味がありました。絶望的な貧困の中で、来世に望みを託し、そこまで徹底して信じられるという行為が羨《うらや》ましくもありました。

インド大陸には、インド・アーリア系やドラヴィダ系の人々が住んでおられる。果たしてどんな人たちであろうか？　興味と一種の構えを持ちながら訪ねたインドは、予想とは大きく違った国でした。人々はとても優しく、その歴史は途方もなく波乱に富み、旧い遺跡や王宮や寺院が圧倒的な量で残っていました。

いよいよインドを離れる時がきました。深夜、空港への車の中でガイドのガネシュが言いました。「列車が時間通りに来なかったり、牛飼いのデモで田舎のでこぼこ道を走ったり、色々とご迷惑をかけました」。

それに対して、私は言いました。「列車が遅れたために、私たちはインドの物売りの姿や貧困の実際を見ることができました。また、田舎道を走ったお陰で、田舎の子どもたちの笑顔や野生の孔雀《くじゃく》を見ることができました。We enjoyed everything!」。するとガネシュが、インドには「Everything is good!」という諺《ことわざ》があると教えてくれました。

そして別れる時、私たちは「Everything is good!」と、意気投合して、別れのハグをしたのでした。

ブータンの旅（二〇一一年一二月二八日〜二〇一二年一月三日）

自死多き国を飛び立ち自死のなき国に憧れブータンに行く
飛行機は旋回《せんかい》しつつ谷を降りる遥《はる》かに見えるチョモラリの嶺《みね》
若き王と妃の写真に迎えられ〈しあわせの国〉の税関に入る
蠅《はえ》を叩いた日本人にガイドは言う「われわれは虫も殺しません」
札《ふだ》を売る青年僧は微笑みて出家したのは衆生済度《しゅじょうさいど》のためと言う
山間《やまあい》の田圃《たんぼ》で牛に犂《すき》ひかせ田植えする人手を振りくれる
伽藍《がらん》の奥火葬されずに高僧は座ったままでミイラになりゆく
ツェチュ祭に雄牛《シンジェ》面を付けた僧が舞うカラフルな独楽《こま》の回るが如し
村娘の視線浴びつつ若き僧黒帽《シャナかぶ》被り旋回しながら跳《と》びあがる
手作りのキラ着た娘ら歌いいて巨大な曼荼羅《まんだら》は掲《かか》げられゆく

白き布肩にかけたる村人ら跪《ひざまづ》き祝福を受ける生仏《いきぼとけ》より
輪廻《りんね》して生まれ変わるゆえ墓はない崖《がけ》の窪《くぼ》みに並べられてるザッツ（＊2）
宮殿を建てましょうとの民の声を固辞《こじ》して前王はログハウスに住む
「幸せですか」と問うわれに〝of course〟と即答したり看護師のウゲン
空港でガイドと別れのハグをして涙うかびぬ　さよならブータン

（＊2）ザッツ：ちいさな仏塔

次の年は、ブータンに出かけました。

当時の日本は、市場原理により金持ちはますます富み、大企業の内部留保は一〇年間で九〇兆円も増加し、実に二六六兆円にもなっていましたが、労働者の平均賃金は、二〇〇〇年から二〇一〇年の間に四六一万円から四一二万円に減っていました。現在の日本の姿が、もうこの頃には始まっていたのですね。世界有数の格差社会になっていたのです。自殺者は、一九九七年以来年間三万人を下ることはなかったのです。一日に一〇〇人近くの人が命を絶つ日本の国って、いったいなんなんだろう？

一見、平和な姿を装《よそお》ってはいるが、私たちの国は戦場ではないのか？

そして、東日本大震災と津波と原発事故によって、わが国の矛盾は世界の前に大きく露呈《ろてい》してしまったのではないか。いったい我々はこれからどのように生きていけば良いのだろうか？

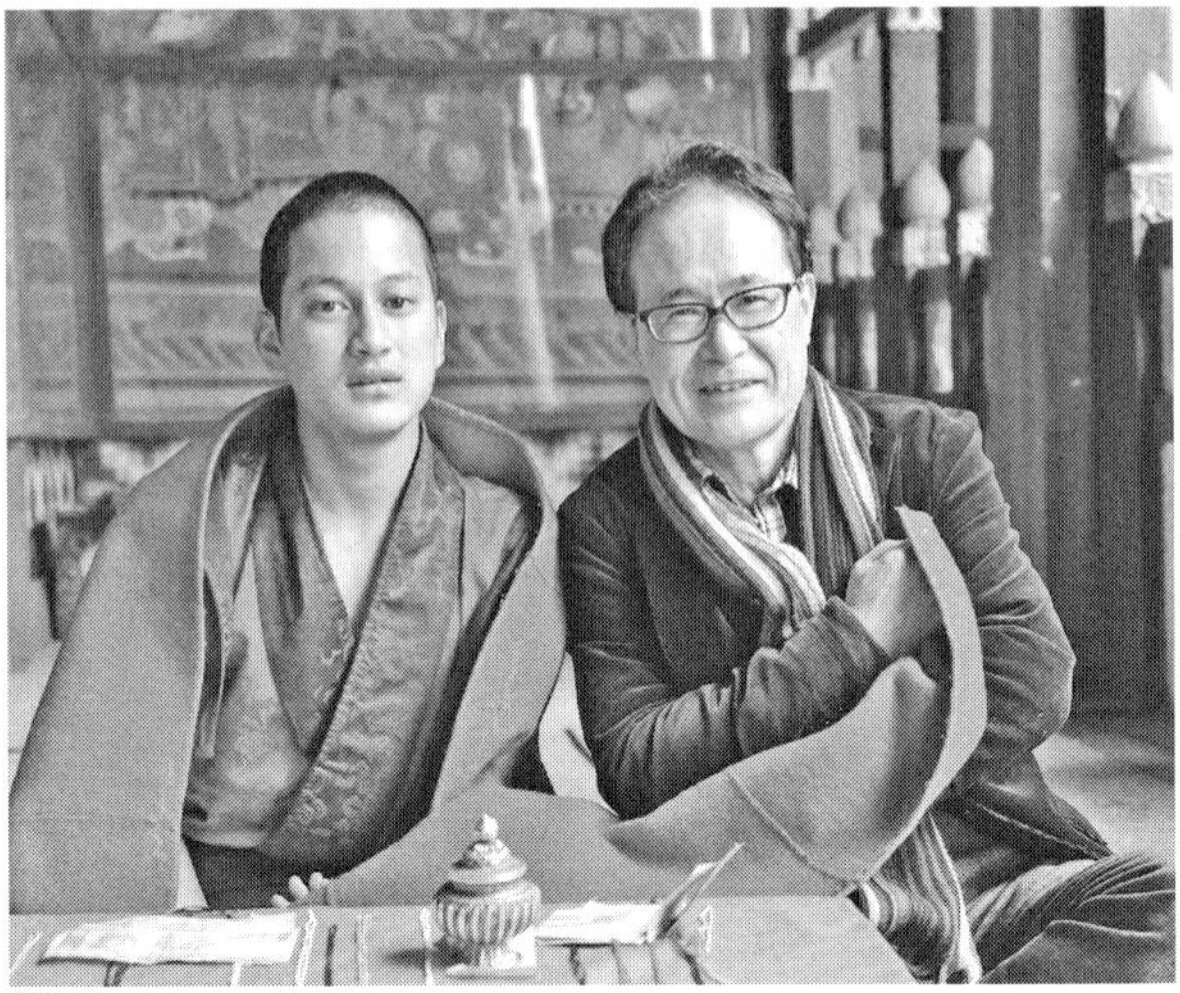

写真2　ブータン（パロゾン〈寺院〉にて青年僧と）（2011年）

そんな折り、ブータンという国を知ったのです。若き第四代国王、ジグメ・シンゲ・ワンチュクが、一九七六年にスリランカの首都コロンボで開かれた第五回非同盟諸国首脳会議に出席し、記者会見でこう述べたというのです。

“Gross National Happiness is more important than Gross National Product”

国民総幸福は国民総生産よりも大切である。

ＧＮＰ（国民総生産）万能の世界で、ＧＮＰではなく、ＧＮＨ（国民総幸福）を国家の目標と定めるという高潔な決意。

それは、格差社会に苦しむ私たちにとって、新鮮な驚きでした。

いったいそんな国が、この世に存在するのだろうか？

ぜひブータンをこの目で見たいものだ、それがブータンを目指した第一の理由でした。

インドの旅は、あの大きな大陸を飛行機に乗って、早朝から晩遅くまで、車で走り回った旅でした。一方、ブータンは九州のたった一・二倍の面積しかないちいさな国です。だから、GNHの秘密を探るには、ゆっくりとした旅になるであろうから、その間にいかにブータンの人々と接するかにかかっていると、思ったものです。

それは、まさしく期待通りの旅でした。人々はとても優しく、子どもたちははにかみ屋で懐かしい笑顔をみせてくれました。食べ物は贅沢《ぜいたく》ではなかったけれど、生きていくのには十分でした。人々は流暢《りゅうちょう》な英語を話し、大事なことは"Respect"であると、ガイドは言いました。

一三歳で出家したという一六歳の青年僧にも遇《あ》いましたが、一日二食でおやつもなく、読経と勉強の日々を過ごし、摂氏五度の気温の中で、たった一枚の僧衣で暮らしていました。僧になった理由は、「世界中の生きとし生けるものを救うためである」と言っていました。その青年僧の限りなく澄んだ目！物質文明に慣らされてしまった私には、この青年の目は眩《まぶ》しく、おもわずこの青年を心から尊敬してしまったことでありました。

「幸せですか?」という私の問いに、間髪を入れずに"Of course"と答えたブータンの人々。我々日本人は、幸せかと訊かれて、いったいどれくらいの人が「もちろん!」と答えることができるでしょうか。

そうそう、ブータンもやっぱり教育費と医療費が無料の国でした。

ケニアの旅（二〇一二年六月一六日～六月二六日）

孤児院を訪ねてみれば〝GrandPa《グランパ》〟と声あげ子どもら駆け寄りてくる

子どもらに将来の夢を訊ねればパイロット、ドクター、ティーチャーなどと口々に言う

ベイビー・ジェレミーが引き取られて行くデンマーク若き夫婦が彼を抱いてる

朝食は紅茶いっぱいだけなのにあんなに高く跳《と》べる子どもら

悪臭《あくしゅう》のただようスラムにテント張りマットを敷いて子どもを産む人

草むらから巨大な象のあらわれて目の縁《ふち》にとまる一匹の蠅

鳥を二羽頭にとまらせ水牛は悠然《ゆうぜん》と放《ひ》る巨大な糞《ふん》を

遠ざかる縞馬の親子母馬は仔馬のほうへ首を傾け

雲間から射しくる光りを身に浴びてキリンは聳《そび》えるかのように立つ

藪《やぶ》の中からあらわれてきたライオンの思いのほか痩《や》せて鬣《たてがみ》哀《かな》し

痩せているトウモロコシとちいさなバナナ農耕知らないケニアの人々

水くみに裏の小川に出かければ夕闇せまり蛍飛びかう

ケニアのナイロビで、NPO「チャイルドドクター・ジャパン」が、子どもたちの救援活動をしていた。あるスラムでは五歳未満の乳幼児死亡率を八・五％から一％まで劇的に改善したと知ったのは、二〇一一年四月のことでした。凄《すご》いことをしておられるなあと感心し、その活動に参加したいと思いました。

それで「チャイルドドクター・ジャパン」に協力を申し込みました。スラムや孤児院の子どもの医療費を援助する活動で、一人一〇〇〇円で、一カ月の医療費を賄《まかな》うことができるそうです。五口申し込んだところ、五人の子どもが割り当てられました。ふたりは女の子。ふたりは男の子。あとのひとりはBaby《ベイビー》・Jeremy《ジェレミー》という一歳の男の子で、いろいろな病気を持っているので、複数の支援者が支えているとのことでした。

それからは、毎月彼らから写真付きのe-mailが来るようになりました。

といっても、まだ幼いので彼らのハウス・マザーからのメールでした。

風邪を引いた、勉強をしっかりしている、休暇で家に帰った、台所の掃除をしている、絵を描くのが好き、車の絵ばかり描いてる、リハビリでやっと立てるようになった……等。

それらのメールにこまめに返事を送っていました。ついでに日本の風景やクリニックの写真を付けたりもしました。

そういう交流が続いていく中で、子どもたちから是非会いにきてくれという要請が頻繁《ひんぱん》に来るようになったのです。

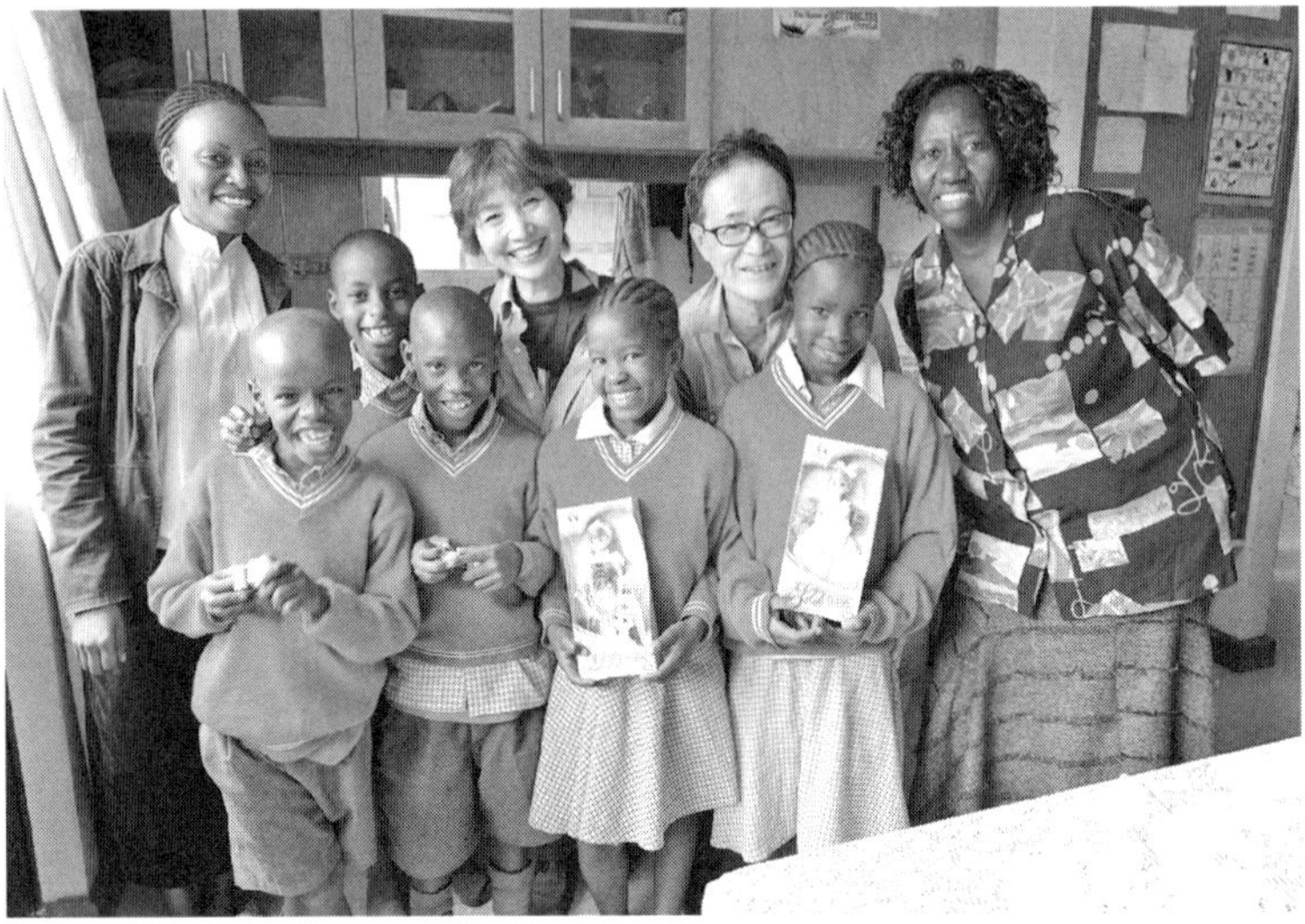

写真3　ケニア（ナイロビの孤児院にて：支援している子どもたちと先生）(2013年)

そこで遠いケニアだけど、行ってみようかと思いました。そしていつもの如く、旅行社の「国際ツーリスト・ビューロー」の岩渕さんに相談したところ、『ドクター橋本企画・ケニアの子供たちと大自然満喫《まんきつ》』というツアーができたのでした。

ナイロビの孤児院訪問から始まり、カイモシの長田博文、寿和子さんご夫婦（ケニアにボランティアで学校を建てるために、カイモシに住んでおられました）を訪ね、マサイマラでは、ライオンや象、河馬《かば》、鰐《わに》、キリン、サイ、カンムリドリ、などの野生動物を観察し、最後にはナイロビで、もう一つの孤児院を訪問し、スラムにも入るという並のケニア旅行とはひと味もふた味も違った旅になったのでした。

ナイロビでは捨て子の多さに吃驚《びっくり》しましたが、その子どもたちの医療援助を一〇年以上も前から続けておられる宮田久也さん、塚原朋子さん、公文和子医師の働きには本当に頭がさがる思いでした。

また、最後に訪れた孤児院で、私が援助していたジェレミーを養子として引き取って下さるデンマークの若きご夫婦に会えたのも、嬉しいことでした。

私が肌の色の違った子どもを引き取って日本でわが子と同じように育てられるかと問われれば、まったく自信がありません。自分の器量の小ささと、日本という国の狭量《きょうりょう》さに、歯がゆい思いがしました。

サファリでは、自然に生息している動物や鳥の姿に、彼らなりの生存をかけた厳しい日常を見た感じがしました。

百獣の王といわれるライオンだって、狩りは難しいと聞きますし、たやすく手に入る山羊《やぎ》を襲おうとすると、マサイ族に殺されることもあるし、高地のケニアは雨が降ると寒いだろうし……。草むらから出てきた雄のライオンの痩せた姿を見たときは、ちょっと痛々しい感じを受けたものでした。

今の日本の政治の体たらくを見るにつけ、日本という国に絶望してしまいそうになるのですが、アフガニスタンの中村哲医師（＊3）とともに、ケニアにも宮田さん、塚原さん、公文医師、長田さんらがおられることに、やっと日本人としてのアイデンティティに一縷《いちる》の望みを見いだしてもいるのです。

（＊3）中村哲（一九四六〜二〇一九）日本の医師。脳神経内科医。ペシャワール会現地代表。ピース・ジャパン・メディカル・サービス総院長。九州大学高等研究員特別主幹教授などを歴任した。干ばつによる食料不足に苦しむ多くのアフガニスタンの人たちを目の当たりにした中村さんは、独学で土木技術を学び、二〇〇三年からは用水路の整備や農地の再生にも取り組み、これまでに灌漑《かんがい》の行われた土地は、およそ一万ヘクタールにおよぶ。六八万人の命を救ったと言われている。活動の拠《きょ》点《てん》としていた東部ナンガルハル州ジャララバードを車で移動中、武装グループから銃撃を受け、志半ばで亡くなられた。葬儀のときは、アフガニスタンの大統領も中村哲氏の柩《ひつぎ》を担いでくださったのであった。

ブラジルの旅（二〇一三年五月一一日～五月二四日）

舟にのり百年前に移民した人らの子孫はどうしているのか
移民船に乗ってた人の半分がマラリアで死んだトメアスの地
コショウ栽培は巨富をうみだせどもカビで全滅し脱耕した人多し
故郷の日本見ぬままブラジルに果てる命を悔しいと言う
手をつなぎ輪になり「ふるさと」歌いおれば涙流す人の多かりき
久しぶりに日本文化を語り合い嬉しかったと老人の言う
「我々は移民ではなく棄民です」ビール飲みつつ老人は言う
熱帯の夜は涼しく十字星眺めて眠れば扇風機も要らず
苦労をば苦労とも見せぬ日本人大輪の花トメアスに咲く

イグアスの滝に向かって歩きおれば一羽の蝶のわが腕にとまる
サンパウロのキリスト像の足元に賽銭箱《さいせんばこ》あり〝OSAISEN〟と書かれ

次に行ったのは、ブラジル。一〇〇年前に国の移民政策で移住した人たちは、どんな暮らしをしているのだろう。一九五〇年代に、ドミニカ共和国へ移民した人たち（二四九家族、一三一九人）が、国を相手取って二五億円の損害賠償《そんがいばいしょう》を求めた東京地裁の訴訟《そしょう》を覚えておられる方もいることでしょう。政府は当時、ドミニカ共和国を「カリブ海の楽園」と称し、移住すれば開墾《かいこん》済みの土地を無償《むしょう》で譲《ゆず》ると宣伝していました。しかし、現実は耕作不能の土地であり、多くの人が生活に行き詰まり、帰国もできない状態になりました。この裁判は、〇六年六月の判決で請求は棄却《ききゃく》されましたが、七月に政府は移住者へ「特別一時金」を支払い、小泉首相の謝罪談話を発表し、原告側も受け入れて控訴《こうそ》を取り下げたのでした。

だから、ブラジルでも同じことがあったのではないかと心配していました。

すると、移住した初期にマラリアで半数の方が亡くなったという悲惨《ひさん》な経験をされていました。また一時は、胡椒御殿《こしょうごてん》が立つ程に栄えたトメアス（＊4）であったが、単一栽培の弊害《へいがい》で、胡椒が全滅し半分の人たちが、トメアスの地を去ってしまったということでした。しかし、今はアグロフォレストリー（＊5）という農業で、アサイー（＊6）を日本へも輸出し、経済的にはゆとりのある生活をされてい

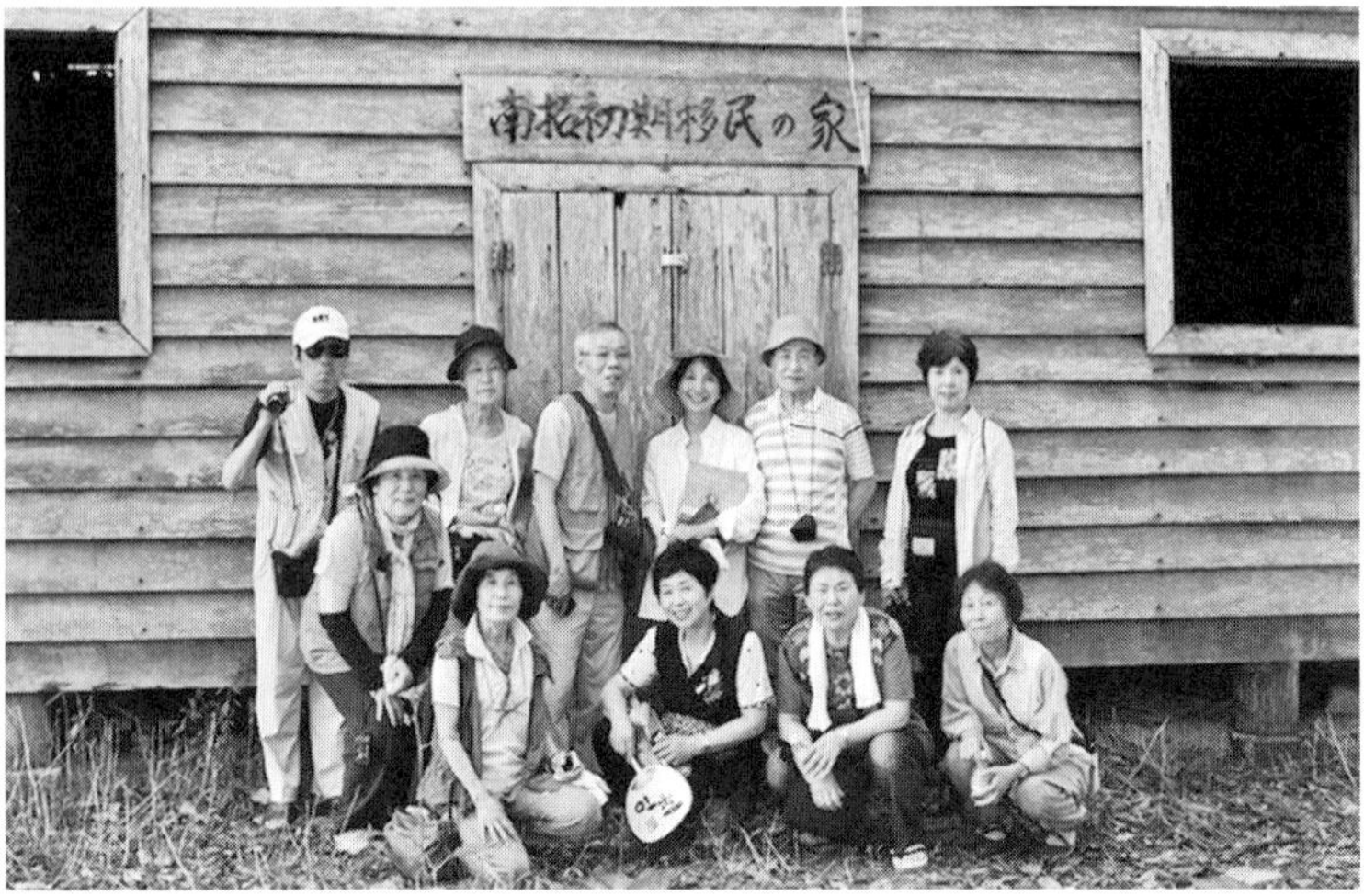

写真4　ブラジル（開拓初期移民の家の前で、旅行仲間と）（2013年）

ました。

ちなみに、このアサイーを日本へ輸出している〝フルッタフルッタ〟という会社の社長は、私の妻の甥です。実は彼の紹介で、トメアスを訪れることができたのです。

五万人のトメアスの人口のうち、日本人は一五〇〇人と聞きましたが、その一五〇〇人がトメアスの農業を支え、地域を支えていました。近年では、彼らの農法が大統領にも認められて、その技術をブラジル全体に広めてもらいたいとの要請《ようせい》を受けたそうです。

その人たちが開催してくれた歓迎会で語り合っていると、日本人って立派ではないかと思えてきました。国内は、格差社会で将来に希望を持てない人の多い日本。しかし地球の反対側には立派な日本人がおられた！　それは強烈な印象でした。あの人たちを見習って、もう一度日本再生のために働かなくては……と、思ったことでありました。

そして、もうひとつ印象に残ったのは、トメアスに俳句会があるということでした。やっぱり文化というものは、民族をその根底から支えているのだと思いました。
そこで出会ったお二人の俳句を紹介させて頂きます。

断ち切れぬ　二つの祖国　移民の日
帰化もせず　故郷遠く　椰子《やし》の花

また、「フルッタフルッタ」という会社は、アグロフォレストリーを通じて、ブラジルに貢献するだけではなく、地球環境の問題にも取り組んでいます。そんな会社の姿勢は、人類の将来にも関わって素晴らしいと思います。

（＊4）トメアス……ブラジル北部、パラー州の町。州都ベレンの南約一一〇㎞に位置する。一九二九年に日本人入植者によって開かれ、コショウの生産で発展したが、病害により大打撃を受けた。現在はアセロラ、アサイー、カカオなどさまざまな果物や作物を栽培。森林再生と持続可能な農業を目指す。アグロフォレストリーという取り組みで知られる。
（＊5）アグロフォレストリー……農業（Agriculture）と林業（Forestry）を組み合わせた造語。樹木を植え、森を管理しながら、その間の土地で農作物を栽培《さいばい》したり、森を伐採《ばっさい》しないまま農業を行うことが特徴。主に、熱帯地方で「森林農業」とも呼ばれる。

（＊6）アサイー……ブラジルのアマゾンを原産地とするヤシ科の植物。大きく成長すると二五ｍもの高さになり、白く細長い幹に二ｍほどの大きな葉を生やし、帚《ほうき》状の房にブルーベリーよりひとまわり大きい黒紫の実をつける。ポリフェノール、鉄分、ビタミンE、不飽和脂肪酸など豊富な栄養素や抗酸化成分を蓄えている。現代では「スーパーフード」や「スーパーフルーツ」と呼ばれている。

二　落語に魅せられて　二〇一五年

理事長の落語聴くため集まった人の熱気のうれしくもあり
仏壇の前で落語を披露《ひろう》した話し好きだった父の笑顔よ
「歌曲亭文十弁のお父さん！」主役の気分舞台に呼ばれて
「おうしんていちょうしんき」でございます　拍手をあびる面《おもて》をあげれば
「お父さん、けっこう受けてたよ」恵史が笑う打ち上げ式で乾杯しながら

ある夜、四男の恵史が「お父さん、ぼく落語できるで」と、言った。

「そんなあほな。テノール歌手やから歌はうまいのは分かっているけど、落語なんかできるわけないやろ」

「ほんならやってみよか」と、一席やってくれたのが、「始末の極意《ごくい》」という落語の中の一節。ケチな旦那《だんな》が、うなぎの匂いだけでご飯を食べるというもの。語りも仕草もあまりに上手かったので、ビックリしました。

「どこかの落語家に入門でもしたんかいな」

「いいや、自分でCD借りてきて、車の中で練習してるねん」

そんなことが可能なのか？と、心底驚きました。しかし、ちょっと待てよ。そうだ、私の父はとても話が上手かったのだ。私が小学校六年生の時、PTAの会長をしていた父は、PTAの会合でも、また学校全体の朝礼でも、とても楽しい話をしていました。校長先生が「橋本さんの後で話をするのは嫌ですわ」と、言われるのが、父の自慢でした。

考えてみると、そんな父と話したり、父が学校で話すのを聞きながら育った私も、話をするのが嫌いではなかったのです。私も父同様、小学校でみんなの前で話をしたりするのが得意でした。そういう私の話を聞きながら育った息子の恵史も、自然に話すのが得意になったのかもしれません。

そうか、そういう環境が恵史を育てたのだな……。そしてその恵史が落語をできるのなら、私にも話せるのではないか！　そう思ったのです。

それで二〇一五年四月より、私もCDやDVDを借りてきて落語の練習を始めました。すると、楽しくなってきて、早速クリニックのデイケアで披露《ひろう》しました。患者さんが喜んでくれるので、調子に乗って毎月やっていました。

思い出に残っているのは、桂文枝師匠が、恵史に「歌曲亭文十弁」と命名して下さったのを記念して、二〇一八年一月七日、音大の先生や友人たちが、「歌曲亭文十弁お披露目会」を大々的におこなってくれた時でした。プログラムの第二部に「父登場？」と、書いてあったのです。すこし驚きましたが、内心ではちょっと嬉しくもありました。そして、兵庫県立芸術文化センターで初舞台を踏ませてもらったのでした（写真5）。

　演目は「まんじゅうこわい」でした。それなりに、受けたのではないかと思っていますが、さてどうだったのでしょうか⁉

　それからは当院のデイケアではもちろん、松下病院のデイケアや守口市第四地域包括支援センター主催の集会で「代書屋」を演じたり、「まんじゅうこわい」は、京阪短歌会の新年会でも披露しました。

　私が気に入っているその他の演目は、「貧乏神」「一文笛」「崇徳院《すとくいん》」「はてなの茶碗」「子ほめ」などです。三遊亭圓楽師匠の「長命」にも挑戦したのですが、大阪弁ではないので、どうしてもうまくいきませんでした。

　三年前からはコロナ禍のため、残念ながら今は休演中であります。

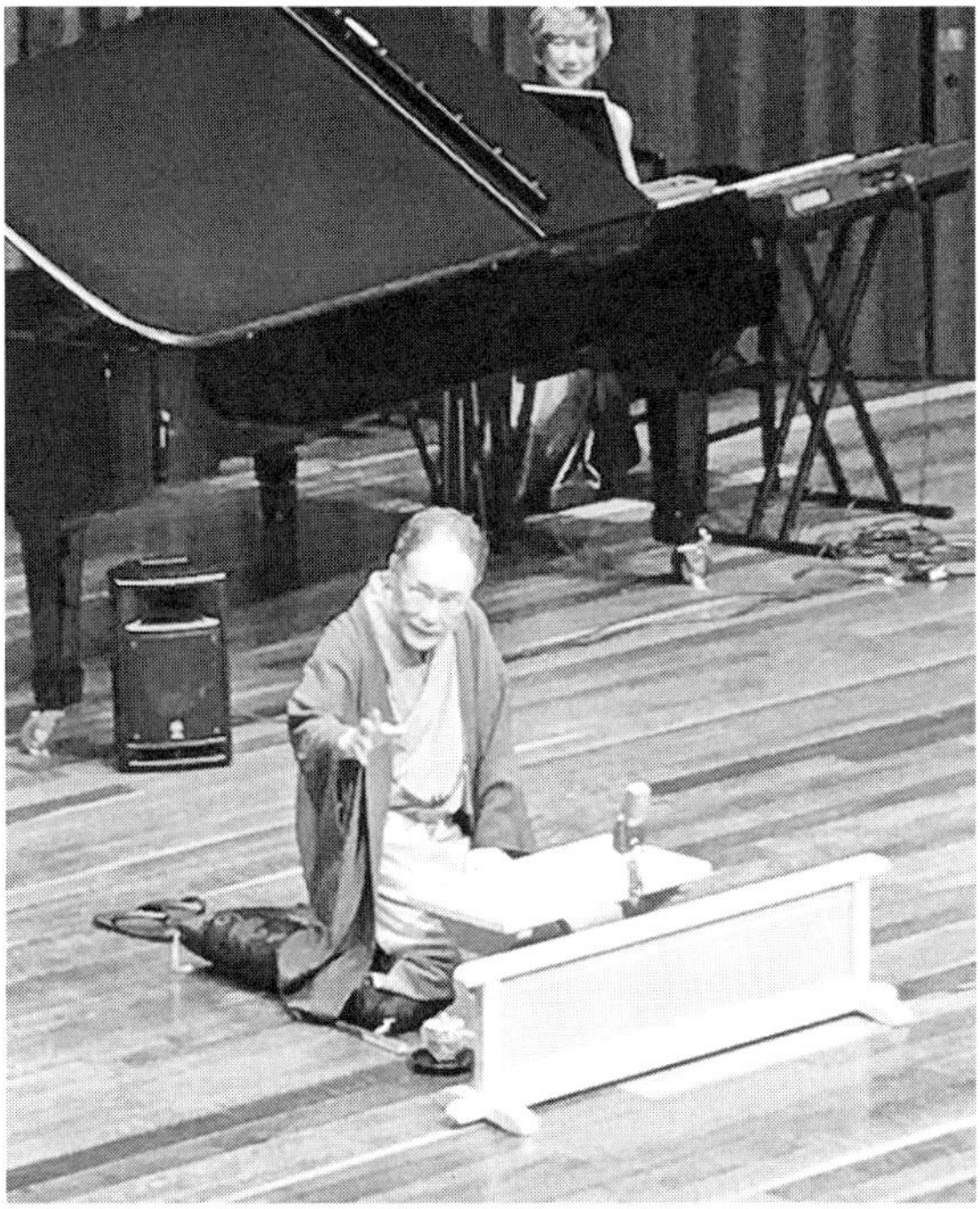
写真5　落語家デビュー

三　短歌を詠う　二〇一五年

本棚にＮＨＫ短歌教室の仲間と二〇一七年に発行した『樹々の緑』という冊子があります。そこに、短歌を始めた訳をこう書いています。

大学生の時は、詩を書いていた。先輩が短歌を詠《よ》んでおられたが、字数が少なくて言いたいことが十分に表現できないのではないかと思っていた。しかし、長男がクリニックを継《つ》いでくれて時間的余裕ができてみると、なぜか短歌を始めてみる気になった。ＮＨＫ文化センター梅田の「小谷博泰短歌教室」を見学したのが、二〇一五年の六月。皆さんに、「次回から、ぜひ参加して下さいね」と、優しく声をかけられた。それで、生まれて初めて短歌を作ってみた。

木犀《もくせい》の香りとともに始めしは神経学への遥《はる》かなる道

小谷先生が、褒《ほ》めて下さった。

「初めて歌を作ったとは、思えないですね」

それで嬉しくなって短歌を続けている。

お陰で歌を作る楽しさを知った。最近では、電車に乗っていても、歩いていても、ふっと短歌を考えたりしている。また、昔の思い出も浮かんできて、人生を追体験しているような不思議な気持ちにもなる。本当に短歌をやって良かった。少しは充実した晩年がおくれるのではないかと期待している。

そして、小谷教室に通いながら、二〇一五年に短歌結社「白珠」（＊7）に入社しました。二〇一七年からは守口市にある「京阪守口」に参加し、続いて「新日本歌人協会」（＊8）にも入会しています。

（＊7）昭和二一年（一九四六年）安田清風、安田章生親子によって創刊された短歌結社。知的抒情の正当性を追求する集団である。現在の「白珠」代表は安田純生氏。会員数約二〇〇名。

（＊8）新日本歌人協会は、太平洋戦争敗戦の翌年昭和二一年（一九四六年）に渡辺順三をはじめとした平和と進歩、民主主義を求める多くの歌人たちによって結成された．機関誌として『人民短歌』が創刊された。一九四九年には『新日本歌人』と改題されている。会員と購読者をあわせて約九〇〇名の会員がいる。

新日本歌人「啄木コンクール」入選作（二〇二〇年度）とその「受賞者詠」、また白珠の「新人賞」（二〇二一年度）を授与された作品を紹介させていただきます。

新日本歌人　啄木コンクール入選　〝寄りそう医療〟

最期まで患者に寄りそう医療をと志してより四十年の過ぐ

「ガンでなくてよかったですね」ナースの笑顔に患者はうなずき診察室《へや》を出てゆく

下血した患者にカメラを勧めると幾らかかるかとためらいて訊く

内服をやめると乳嘴《にゅうし》の血がとまり副作用かと男驚く

「先生と話がしたくて来ました」青年は解雇されたと打ちあける

フクシマがふるさとという老女居てそっと募金箱に千円入れる

「顔を見ると安心するねん」無口な男がまだ引退はするなと言う

健保改悪反対！声あげて車椅子の患者と御堂筋を歩く

吐血した男を夜に診に行けば部屋には酒瓶が転がっている

三日間食べているのはおでんだけ老女は冷蔵庫を開けながら言う

老人ホームに患者を訪ねると手を握り「先生、帰りたい」と泣く

最期は家で過ごしたいという患者に鞄からとりだす〈在宅確認書〉

文字板持ちＡＬＳ《アミトロ》の患者に向き合って腰しずめつつ目線を合わす

「もうそろそろ眠らせてください」膵がんの女性がかすかな声で訴える
目を瞑《つむ》り一口も食べない老女が往診終えると「ありがとう」と言う
看取りして家を出るとき振り向けば家人は座って手を合わせいる
「介護保険の改悪するな」白衣着て難波駅前にビラ配りゆく
国保料の引き下げ求め市役所に行くと報道陣の待ち構えいる
深夜にも往診している息子と聞けば過労死するなよとこころに思う
ホスピスを地域のために作ろうと職員会議の議論はつづく

新日本歌人　受賞者詠　〝ウイグルの山羊〟

飛行機と列車乗り継ぎゴビ砂漠越えて遥かなウイグルへ行く
寝台車に目覚めてみればしらじらと夜は明け大地に霜の降りたる
睾丸《こうがん》を晒《さら》している雄、乳房を垂らしている雌、競売の羊ら
売られゆく子山羊の乗ったトラックに足掛け頬を舐《な》めてやる山羊
吊り下げられた羊は臀部《でんぶ》に斧《おの》打ち込まれ内臓抜かれて左右に解《わか》たる

ウイグルの広場を歩く公安はライフル銃を肩から吊るす
鼻たかきウイグル人の行き交う町に習近平の巨大画の架《か》かる
医院名漢字で大きく書かれいてウイグル文字の小さく見える
カラクリ湖に猛禽類《もうきんるい》の飛んでいてわずかな草地にも野ネズミのいるらし
楼蘭《ろうらん》のミイラの中には子どもいて玩具《おもちゃ》らしきもの傍《そば》に置かれる

白珠　新人賞　〝生きること　と　死ぬこと　と〟

コロナ禍《か》の職員たちの働きをこの目で見たくて現場にはいる
自転車で訪問看護について行けばたった一日で日焼けする腕
壊死《えし》をした趾《ゆび》を湯につけ洗いおれば痛いと泣く　消えいるように
弛緩《しかん》した肛門からは便が見え手袋はめてナースは掻《か》きだす
肋骨の浮きでた胸に蒸しタオルひろげて拭けば目を瞑《つむ》りたり
窓辺《まどべ》には小菊のゆれて秋の日が部屋に差しこみ畳《たたみ》を照らす
処置終えて看護プランの説明をはじめるナースの項《うなじ》には汗

最期まで家で過ごすか病院か家族は決めかね看護師を見る
老人の痩せこけた臀《しり》を洗ってる若き男の逞《たくま》しい腕
リフト浴にすっぽり浸《つ》かり笑みこぼれ「いっしょに入ろ」とわたしを誘う
食事介助《しょっかいじょ》で口に入れると欠伸《あくび》して舌の上にはお粥《かゆ》がみえる
デイの帰り車の窓を開けながら手を振りくれる老人たちは
コロナ禍で巣ごもりしているばあちゃんは鼻歌歌ってマスクをつくる
寝たきりの母にマニキュアとメッシュして「介護楽しんでます」と言う娘
肺炎の患者に酸素を吸わせると肩ふるわせて泣きだす妻は
「コロナでは」と訊ねる婦人に二週間あれば治ると言えばまた泣く
中国から戻りしナースは二週間自宅待機す熱はなけれど
熱の出た患者の家の玄関で防護服着てゴーグルつける
乳がんの骨転移した女性が餌《えさ》を撒《ま》いてる孵《ふ》化したメダカに
卓袱台《ちゃぶだい》に薬が十錠残ってる「こんなに飲まなきゃだめ」と訊く
訪問時にわたしが死んでいたならば良かったと思ってねと微笑《ほほえ》む

往診日がたまたま夫の命日で線香あげると泣き出す婦人
ヘルパーが花を買うのも振込も介護保険では認めぬという国
フランス人は驚くだろう花のある日常こそが文化なのにと
死亡した父に添い寝がしたいと言う娘を残して部屋を出る
「お父さんありがとう　大好きだったわ」　娘の嗚咽《おえつ》が漏《も》れてくる
初診時にすでに黄疸《おうだん》の現れいて余命短き人と思えた
膵がんを治す手だてはもうなくてナースは下肢を摩《さす》ってあげてる
入院すれば二度と帰って来れないと男は見つめる老いた母を
がん末期の患者の話を聞きおえて帰りかけると手を握りくる

妻への感謝――あとがきに代えて

自分史を書いてみたれば遺言のようになりたりまもなく傘寿《さんじゅ》
あとがきに妻への感謝を書きおれば改めて知る大切な人と

最後に妻に心からの感謝を述べたいと思います。彼女は私の人生に常に同伴し、クリニックの医療にも積極的に参加してくれました。

開業当初は、会計事務に従事し、職員の給料管理や労務管理、保険手続き、業者支払い、銀行帳簿打ち込みなどもしてくれていました。職員からの信頼も厚く、一人ひとりの悩みの相談にのったりして、クリニックを側面から支えてくれました。まるで事務長のような役割をしてくれていたのだと思います。

患者さんからも絶大な人気で、たいへん慕《した》われています。クリニックに対する信頼の大きな部分は、彼女の働きによるところが大きいのではないかと思っています。

患者さんや薬屋さん、問屋さんらも誘い、コーラス部を立ち上げ、指揮者として活躍してくれました。コーラス部は、現在もクラブ活動として続いています。

彼女の活動は『大阪保険医雑誌』に三度にわたって組まれた特集号に載っています。

①特集「やる気を引き出す雇用管理」：「座談会　院長夫人、大いに語る」二〇〇四年、四五四号。

②特集「実践・これからの医院経営：医院経営を左右するスタッフとの信頼関係」：「座談会　開業医夫人　大いに語る　Part 2」二〇〇七年、四八九号。

③特集「雇用管理のツボ：院長夫人の視点」二〇一〇年、五二一号。

この著書は、ある友人に言わせると、「私の遺書」のようでもあるらしいのですが、そこに人生の同伴者である妻が登場してくれたことを、とても嬉しく思っています。

また息子たちが、私が目指した地域医療に賛同し、クリニックの医療に積極的に参画してくれたことを、心から喜び感謝しています。

先日、息子のひとりがこう言ってくれました。

「お父さんとお母さんのように、お互いをリスペクトしている夫婦は、とても珍しいよ」

その言葉を、私はとても嬉しく聞いたことでした。

わが庭にレモンの花咲きイチゴの実が熟しはじめた頃

橋本　忠雄

資料篇

（一）年表

一九四三年	八月	誕生　守口市
一九六八年	二四歳	大阪大学医学部卒業
		詩集『すろおむ』発行
一九六九年	二五歳	耳原総合病院にて小児科・内科の研修
一九七一年	二七歳	国立泉北病院神経内科勤務
一九七三年	三〇歳	日本神経学会専門医資格取得
一九七五年	三一歳	クイーン・スクエア国立病院留学（一九七六年まで）
一九七八年	三四歳	守口市にて「橋本クリニック」開業
一九八〇年	三六歳	院内新聞「ザ・クリニックタイムズ」発行
		一九八四年日本機関誌協会大阪支部　第一〇回機関誌コンテスト　佳作
		一九八七年日経メディカル「病・医院ＰＲ誌コンクール」診療所部門第一位
一九八二年	三九歳	大阪城のお花見／「橋本クリニック友の会」結成
		「健康大学」を始める
一九八三年	四〇歳	訪問看護を始める
		「クリニック友の会音頭」作詞・作曲
一九八四年	四一歳	座談会：テーマ「日本の医療とクリニック」『ザ・クリニックタイムズ』

一九八五年　四二歳　「わたしのカルテ」始める
座談会：テーマ「二度とごめん戦争なんか」『ザ・クリニックタイムズ』
記録映画「わが町の赤ヒゲ先生」制作（朝日TV仲川利久氏）
一九八六年　四三歳　テレビ朝日「おはよう6」レギュラー出演
一九八八年　四五歳　クリニックビル完成
一九八九年　四六歳　入浴サービスはじめる
クリニック友の会一泊旅行（以後毎年行う）
「第一回守口市民まつり」のパレードに参加
一九九〇年　四七歳　クリニック二階でデイケアを始める
一九九二年　四九歳　「大阪府保険医協会守口支部」支部長（二〇〇〇年まで）
一九九五年　五二歳　『あなたにカルテを差しあげます』発行
橋本クリニック劇団ラディッシュ・プロジェクトのミュージカル
「悲しみのラヴソング」に出演
一九九六年　五三歳　「医療記録の開示を進める医師の会」結成（世話人二〇〇一年まで）
「死んでられまへん　ボケてられまへん大フェスティバル」開催
一九九七年　五四歳　『橋本クリニック物語』発行
一九九八年　五五歳　『私がカルテを渡す理由』発行
院内新聞「ザ・クリニックタイムズ」一〇三号にて終わる
二〇〇〇年　五七歳　電子カルテ（ダイナミクス）導入

二〇〇二年　五九歳　「大阪健康福祉短期大学」非常勤講師（二〇〇四年まで）
二〇〇三年　六〇歳　「守口社会保障協議会」会長（二〇一八年まで）
二〇〇七年　六四歳　「大阪府保険医協会」議長（二〇一一年まで）
「ゆったり健やかに生きたい！」医療・社会保障の改善を求める守口市民の集い　実行委員長
二〇〇九年　六六歳　近畿総決起集会　患者と一緒に御堂筋デモ行進
「内視鏡センター」を始める
二〇一〇年　六七歳　『Dr.ハッシーのコスタリカ見聞録』発行
二〇一一年　六八歳　『Dr.ハッシーのインド見聞録』発行
二〇一二年　六九歳　『Dr.ハッシーのブータン見聞録』発行
『Dr. Hasshy's Travel Essay 3 "Bhutan"』英語版発行
『ドクター橋本企画：ケニアの子供たちと大自然満喫』発行
『Dr. Hashimoto 企画ブラジルツアー』発行
二〇一三年　七〇歳　『ケニアのサファリ写真展』を開く　ニコンプラザにて
二〇一四年　七一歳　クリニック院長を長男に引き継ぐ
二〇一五年　七二歳　老人ホーム「ゆくりあ」建設
二〇一七年　七四歳　落語「一文笛」を披露　守口社保協総会にて
二〇一八年　七五歳　四男恵史、歌曲亭文十弁のお披露目会　兵庫県立芸術文化センターにて『おうしん亭ちょうしんき』なる亭号で落語を披露する
二〇一九年　七六歳　京阪短歌会：新年合同歌会　落語「まんじゅうこわい」

守口第四包括市民講座　落語「代書屋」を披露
歌文集『出かける医療』発行
二〇二〇年　七七歳
整形外科外来改造／リハビリセンター建設
「新日本歌人」啄木コンクール入選
二〇二一年　七八歳
「白珠」新人賞受賞
七月一〇日：ひょうごラジオカレッジにて　講話「出かける医療」
九月一〇日：ひょうごラジオカレッジ中央スクーリングにて
講演「私が目指した地域医療」
二〇二二年　七九歳
「ゆくりあ」の隣りにて「通所サービス」開始

（二）講演

	テーマ	対象	実施時期
1	地域医療で力を入れていること	保団連地域医療交流会	一九八一年一〇月二四日
2	病気とのつきあい方	守口老人会	一九八五年一二月五日
3	老人ボケにならないために	保険医協会守口支部市民講座	一九八六年三月六日
4	脳の話し	寝屋川第五小学校	一九八六年三月一〇日
5	中年期の生活をはつらつと	守口市職労婦人部勉強会	一九八六年五月一八日
6	中高年を如何に生きるか	守口母親大会総会	一九八六年一一月二二日
7	老いを生きる	守口老人会総会	一九八七年一一月一九日
8	ストレスとつきあう	守口民商総会	一九八七年一一月二九日
9	アルコールによる障害について	守口民商総会	一九九〇年八月二六日
10	ドクターとの情報交換うまくできていますか？	COML 患者塾	一九九三年六月四日
11	患者中心の地域医療――医療情報の開示について	淀川キリスト教病院	一九九四年一〇月一四日
12	わたしのカルテと地域医療	保険医協会勤務医部会	一九九五年七月一日
13	患者と医者のコミュニケーションはどうとるか	橋本クリニック講座	一九九五年七月二九日
14	医と看護に対する想い	今看護職を考える会　京都	一九九五年九月二日
15	神経内科医は何を考えているか	中外製薬　守口営業所	一九九五年一一月二八日
16	開業医ができるI・Cのやり方	保険医協会　中央区懇談会	一九九五年一二月九日

17 患者中心の私の医療　高齢化社会の健康管理と生きがい
社団法人：大阪老人文化会議　一九九五年一二月一六日
18 「患者の権利を基本としたインフォームド・コンセントを考える」カルテを渡しつづけて一一年間
患者の権利法をつくる会・京都シンポジウム　一九九五年一二月一七日
19 患者中心の私の医療　医療法人耳原病院同仁会総会　一九九五年一二月二〇日
20 患者中心の私の医療　寝屋川文化会議　一九九六年二月一〇日
21 医療記録の開示を進める医師の会　シンポジストとして参加
医療スタッフと患者を結ぶ「わたしのカルテ」　一九九六年三月二四日
22 今、地域医療に求められるもの――患者の思いに応えるために
神戸学院大学薬学部卒後研修会　一九九六年五月一八日
23 患者中心の地域医療――「私のカルテ」の使い方　京都民医連中央病院　一九九六年
24 患者中心の地域医療――「私のカルテ」の使い方　野江済生会病院　一九九六年
25 「あなたのカルテ差し上げます」　岡山保険医協会　一九九六年六月二五日
26 患者中心の私の医療　寝屋川東北コミュニテイセンター運営委員会　一九九六年七月一八日
27 医療情報を提供する医療　西淀病院　一九九六年九月一二日
28 インフォームド・コンセントについて　全国腎疾患管理懇話会　一九九六年一〇月一九日
29 難病と開業医　大阪難病者団体連絡協議会　一九九七年三月九日
30 患者中心の私の医療　北河内地区研修会　一九九七年六月二八日
31 「医院経営のための増患対策」を考える　内科若手新規開業医の懇談会　一九九七年一一月二日

32	パーキンソン病と筋萎縮性側索硬化症の事例検討	大阪府守口保健所	一九九七年一一月一〇日
33	カルテ開示と患者中心の地域医療	ＪＰＣ全国交流集会	一九九七年一一月一五日
34	開業医が実践している地域医療	和歌山県立医大	一九九八年
35	出かける医療と「わたしのカルテ」	第九回医業経営アドバイザー養成講座	一九九八年七月四日
36	「高齢者の健康と暮らし」を考える	守口市民講座	二〇〇六年七月二〇日
37	日本の医療制度――世界的視野で考えよう	太子橋九条の会	二〇〇六年一二月一〇日
38	「私たちの暮らしと憲法」――想像力と優しさ	守口憲法九条の会	二〇〇八年五月一七日
39	史上最悪の後期高齢者医療制度	太子橋学習会	二〇〇八年五月三一日
40	史上最悪の後期高齢者医療制度	守口学習会	二〇〇八年六月一四日
41	私たちの暮らしと憲法	旭区平和祭り	二〇〇八年八月二三日
42	わたしたちの暮らしと平和	憲法学集会　けいはん医療生協有志の会	二〇〇八年九月二〇日
43	高齢者の暮らし、介護・医療制度について	自主学習グループ「女性と福祉」	二〇〇九年二月六日
44	高齢者の医療と健康	馬場町老人クラブ	二〇〇九年一〇月一日
45	健康で輝いて生きるために	大阪うたごえ協議会総会	二〇一〇年三月七日
46	患者にとって魅力ある医院づくりとは何か？	大阪府保険医協会守口支部	二〇一一年五月二五日
47	私が目指した地域医療	人間らしさ研究会（中田進先生主宰）	二〇一五年四月七日
48	私が目指した地域医療	神戸学院大学薬学部	二〇一五年四月一八日
49	出かける医療	ひょうごラジオカレッジ	二〇二一年七月一〇日
50	私が目指した地域医療	ひょうごラジオカレッジ　中央スクーリング	二〇二一年九月一〇日

(三) 新聞記事

	記事見出し	新聞名	掲載日
1	記事も豊富に患者と対話	朝日新聞	一九八二年一月一三日
2	人物登場「ザ・クリニックタイムズ」	大阪保険医新聞	一九八二年一月二一日
3	症例解説「粘液水腫と睡眠障害」	大阪保険医新聞	一九八二年一二月一一日
4	症例解説「眼瞼下垂と糖尿病」	大阪保険医新聞	一九八三年五月一日
5	協会活動あれこれ「臨床懇談会の歩み」	大阪保険医新聞	一九八三年五月一日
6	症例解説「膠原病と肺炎」	大阪保険医新聞	一九八四年一月二一日
7	寝たきり患者を訪問看護	読売新聞	一九八四年一月二三日
8	患者参加の医療に取り組んで	大阪保険医新聞	一九八四年三月一日
9	症例解説「洗剤によっておこる気管支喘息」	大阪保険医新聞	一九八四年一一月一日
10	頻回の「点滴」をどう考えるか	大阪保険医新聞	一九八四年一二月一日
11	症例解説「肩峰下粘液包炎について」	大阪保険医新聞	一九八五年四月一一日
12	健康大学を開いて—患者に教えられる	朝日新聞	一九八五年一一月七日
13	赤ひげ先生　町を行く	読売新聞	一九八五年一一月一九日
14	あなたのカルテ差し上げます	岡山保険医新聞	一九八六年六月二五日
15	在宅看護に取り組んで	守口医師会会報	一九八六年八月一日
16	会員の身近な要求をくみあげる	大阪保険医新聞	一九八六年一〇月一一日

17	この人に聞く	読売新聞	一九八八年一月四日
18	今日のノート	読売新聞	一九九三年一一月
19	患者三千人と〝交換日記〟	毎日新聞	一九九四年六月一八日
20	医療ルネサンス　優しさのカルテ	読売新聞	一九九四年七月三一日
21	カルテ内容　患者に　カルテ開示を続ける医師たち	朝日新聞	一九九四年九月一六日
22	交換ノートの触れ合い本に	毎日新聞	一九九五年四月二五日
23	診療の記録　カルテ―患者に手渡す医師増える	静岡新聞	一九九五年六月二四日
24	患者と情報を共有	全国保険医新聞	一九九五年六月二五日
25	カルテ公開の医師増加	福島民友	一九九五年六月二五日
26	「カルテ」手渡す医師増加	日本海新聞	一九九五年六月二六日
27	今日のノート　わたしのカルテ	読売新聞	一九九五年九月六日
28	世の中拝見　患者こそが主治医　ノート方式で効果	毎日新聞	一九九五年九月九日
29	おしよせるインフォームド・コンセント　カルテは誰のものか 「二〇年を迎えた私のカルテ」医師の立場から	大阪府保険医協会勤務医ニュース	一九九五年九月二〇日
30	「患者情報」に信頼の輪　「ミニカルテ」開業医が配布	日本経済新聞	一九九五年九月三〇日
31	医療記録　患者に開示を　「知る権利」法制化要求	朝日新聞	一九九五年一〇月九日
32	カルテ開示をすすめる医師の会	ニッポン消費者新聞	一九九五年一〇月一五日
33	カルテの共有で信頼の医療を	朝日新聞　社説	一九九五年一〇月一七日
34	多忙を理由にI・Cの困難を訴える悪循環の回避を	メディファクス	一九九五年一二月一九日

35 いのち―医療を考える―「私のカルテ」最大限に活用　読売新聞　一九九六年二月一七日
36 開業医が出来るインフォームド・コンセントのやり方　中央地域懇談会ニュース　一九九六年二月
37 「カルテ開示必要」四割　日本経済新聞　一九九六年三月二五日
38 医療記録開示へ「医師の会」結成　山陽新聞　一九九六年三月二五日
39 毎日新聞「余録」　毎日新聞　一九九六年六月二四日
40 カルテ開示で「賢い患者に」　朝日新聞　一九九六年一一月二二日
41 医療記録、患者に開示を　朝日新聞　一九九六年一一月三〇日
42 アクティブ市民　―医師中心から患者本位へ　読売新聞　一九九七年一月八日
43 二・一五集会　患者さんもたくさん行きます　大阪保険医新聞　第一二六一号　一九九七年二月五日
44 患者が選ぶ　病院が動く　朝日新聞　一九九七年四月二六日
45 カルテを患者に返そう　東京新聞　一九九七年一二月五日
46 会員訪問『協会に何かお返しができれば』と『議長』を引き受けました
大阪保険医協会　守口支部ニュース二〇〇三年五月一五日
47 守口市民のつどいに四〇〇人参加　医療・社会保障の改善は皆の願い
大阪保険医新聞　第一五九八号二〇〇七年六月二五日
48 協会はパブリックを考える真の組織　大阪保険医新聞　第一七三四号二〇一一年九月一五日
49 「警策」大阪府保険医新聞　二〇一二年一月二五日～二〇一六年五月二〇日まで一三回にわたり執筆
50 会員ＳＰＯＴ一〇〇回記念特別インタビュー　目指したのは「出かける医療」
大阪保険医新聞　第一九八一号 二〇一九年五月二五日

（四）雑誌掲載

	テーマ	掲載誌	掲載日
1	「海と毒薬」生体解剖を通じての日本人への考察	『大阪府薬雑誌』	一九六七年
2	詩人八木重吉の世界	『大阪府薬雑誌』一七七	一九六八年七月
3	或るクランケの死	『大阪府薬雑誌』二三〇	一九七二年一二月
4	恋心	『大阪府薬雑誌』二三八	一九七三年八月
5	頭痛を主訴として来院した転移生脳腫瘍の一例	『大阪保険医雑誌』一六〇号	一九八四年一月
6	地域中心の姿勢が経営安定の根本	『大阪保険医雑誌』一六一号	一九八四年二月
7	高血圧症と多発性嚢胞腎	『大阪保険医雑誌』一六四号	一九八四年五月
8	青ブダイ中毒の一例	『大阪保険医雑誌』一七九号	一九八五年一月
9	開業医新世代大いに語る	『月刊保団連』No.211	一九八五年五月一日
10	この道　いの道　小学校の教師を体験して	『日経メディカル』一〇号	一九八六年一一月
11	全員一丸となっての地域医療	『月刊保団連』No.249	一九八六年一一月
12	開業医から中小病院に望むこと	『月刊保団連』No.263	一九八七年七月
13	Walk In 医師として在宅ケアにどう関わるか　The Home Care	『菱和メディカル・マネジメント』Vol.2-10	一九八八年一〇月
14	開業医にとっての在宅医療　在宅医療に向けての要望	『The Home Care』Vol.3・7	一九八九年七月
15	ファイン　クリニック	『MM　news』	一九九〇年七月

16 在宅療養を始める家族の心得　『リリーフガイド』　一九九三年七月
17 A Case in Point　病・医院の HIS 事例紹介　『MEDICAL NO.W March』　一九九四年
18 特集：患者の薬剤情報提供を考える　患者用の「私のカルテ」　『臨床と薬物治療』 Vol.13　No.4　一九九四年五月
19 民間病院のあした'95 ―― 患者満足度を考える「わたしのカルテ」の積み上げで患者とともにつくる医療をめざす　『医療経営情報』 No.78　一九九五年二月
20 自分のカルテが見たい！　患者との信頼関係をつくる「わたしのカルテ」を配布　『ホスピタウン』　一・JAN　一九九五年一月
21 立川昭三著『「患者の時代」 わたしのカルテ』　『世界』 二月号　岩波書店　一九九五年二月
22 なぜ彼が貧血に　『月刊保団連』 No.482　一九九五年五月
23 座談会「コミュニケーションを高める私の診療工夫」『大阪府保険医雑誌』　一九九六年五月
24 立川昭三著『生と死の現在』第一〇話　患者の時代　岩波書店　一九九五年五月
25 ブックス　ズームアップ　あなたにカルテを差し上げます　『日経メディカル』　一九九五年七月一五日
26 私の書いた本　『大阪保険医雑誌』　三三八号　一九九五年七月
27 吉原清児著　『働き盛りの健康学』　『月刊現代』　一九九五年九月
28 患者さん　あなた自身も主治医です　『COML』 15　Dec　No.64　一九九五年一二月
29 特別取材　カルテは誰のものか　『MEDIAPEX』　一九九六年一月
30 医療記録開示を推進する団体発足へ　『日経メディカル』　一九九六年二月
31 「予約制導入で待ち時間を短縮」かかりつけ医の時代　『MM　News』

『メディカルリスクマネジメントKK』 Vol.12 No.2 Feb 一九九六年二月

32 看護婦と時代 「診察に立ち会い患者用カルテを記入」 『日経メディカル』 一九九六年三月

33 Close Up 医療記録の開示―橋本忠雄氏 『医療経営』 No.87 一九九六年四月

34 患者にカルテをわたして一〇年間 『新薬学研究者技術者集団』 一九九六年四月

35 人・ひと Document '96 『Clinic magazine』4 一九九六年

36 医師も患者も変わらなきゃ！ 『すこやかファミリー』 一九九六年六月

37 ユニーク医療人 『Health & life』 一九九六年六月

38 医療スタッフと患者を結ぶ「わたしのカルテ」 『岡山県保険医協会雑誌』 一九九六年

39 「話題の病院・話題の施設」 『薬の知識』 ライフサイエンス出版 Vol.47 No.7 一九九六年六月

40 医療を通じて生きがい作りのお手伝いを 『バイエルネット』 一九九六年八月

41 新病医院経営講座 続・在宅医療 『Clinic magazine』 一九九六年九月一日

42 神経内科医として難病にとりくんで 『大阪保険医雑誌』 三五三号 一九九六年九月二〇日

43 ねやがわビトたちの文化活動 『Culture ねやがわ』 一九九六年一〇月

44 医療機関のユニークPR 『Bayer・net』No.31 一九九六年一〇月

45 今―地域医療に求められるもの 患者のおもいに応えるために
『薬学會誌』 第二一号 一九九六年一二月

46 カルテ開示と診療所医療 『月刊総合ケア』 第七巻三号 一九九七年三月

47 ドクターの輪 『月刊ふゅーちゃー』 No.5 一九九七年三月

48 胃チューブをどうやって入れる 『月刊保団連』 No.530 一九九七年二月

49 わが病院・医院における情報開示への取り組み
医学書院『病院』第五六巻第一一号 一九九七年一一月
50 医療側のカルテ開示の具体的事例『MMRC』一九九八年一月
51 私が夢を託す人『月刊　清流』一九九八年一月
52 患者情報の開示と電子カルテが医業経営に及ぼす影響「月刊」マーク Vol.9 No.1 一九九八年一月
53 手話を取り入れたデイケア『大阪保険医雑誌』三七二号 一九九八年三月二〇日
54 魅力を創る医院経営　クリニックの活力の源『月刊保団連』No.598 一九九八年九月
55 情報開示の工夫：「患者が対等なパートナーとなる医療をめざして」
『大阪保険医雑誌』一九九八年七月
56 座談会：カルテ開示をめぐって『ふゅーちゃー』No.21 一九九八年七月
57 患者サービスと情報提供『パラダイム』Vol.9 一九九八年 Summer
58 インフォームド・コンセントについてもっときちんと知っておきたい
『クロワッサン』一九九八年一〇月
59 どう進めるカルテ開示　患者に〝分かる〟医療情報の開示『Medical　tribune』一九九八年一一月
60 私がカルテをわたす理由『難病と在宅ケア』Vol.4 No.11 一九九九年二月
61 情報開示でＰＲ新時代に生きる病医院「わたしのカルテ」は情報量格差に対する反省から生まれた
『日経メディカル開発編』一九九九年一二月
62 イキ！　イキ！　現場リポート『No.uvelle』Vol.35 二〇〇二年六月
63 特集：やる気を引き出す雇用管理『大阪保険医雑誌』四五四号 二〇〇四年一一月

64　特集：コミュニティーと医療―地域に根ざした医療機関をめざして
医院と患者を結ぶ絆―『わたしのカルテ』　『大阪保険医雑誌』　四六五号　二〇〇五年一一月

65　現代バリアフリー考―医院設計を考える　『大阪保険医雑誌』　四八二号　二〇〇七年三月

66　特集：実践・これからの医院経営　医療経営を左右するスタッフとの信頼関係
『大阪保険医雑誌』　四八九号　二〇〇七年一〇月

67　私たちの暮らしと平和　『旭区平和委員会』　二〇〇八年八月

68　ＣＳの視点「患者満足」を医療経営に生かす　『TEAM APPROACH』No.6　二〇〇九年

69　特集：再考・医療広告　患者との信頼関係に心砕いて四〇年
『大阪保険医雑誌』　六三三号　二〇一九年六月

70　特集：「プロパガンダと戦争」「わたしと戦争」想像力と優しさ
『大阪保険医雑誌』　六七二号　二〇二二年八月

71　八月に思う「戦争と平和」　『新日本歌人』　第七七巻第八号　二〇二二年八月

著者略歴

橋本忠雄（はしもと　ただお）

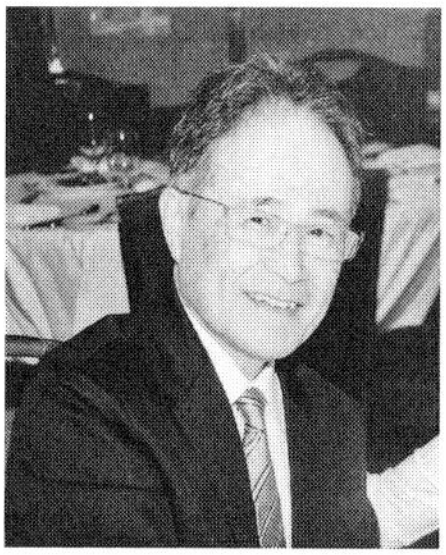

一九四三年　大阪府守口市に生まれる
一九六八年　大阪大学医学部卒業
一九六九年　耳原総合病院　内科・小児科にて研修
　　　　　　阪大第二内科にて「鉛中毒の筋電図学的研究」を行う
一九七一年　国立泉北病院神経内科に勤務
一九七四年　日本神経内科学会の認定医資格を取得
一九七五年　ロンドン Queen Square National Hospital に留学
一九七八年　守口市にて、内科・神経内科のクリニックを開業
　　　　　　当初より「出かける医療」を掲げて、在宅医療に積極的に取り組む
　　　　　　院長在任期間一九七八年六月一日～二〇一四年一一月一日
二〇二〇年　「新日本歌人協会」啄木コンクール入選
二〇二一年　「白珠」新人賞受賞

橋本クリニック院長　（一九七八年～二〇一四年）
「大阪府保険医協会守口支部支部長」　（一九九二年～二〇〇〇年）
「医療記録の開示を進める医師の会」世話人　（一九九六年～二〇〇一年）
「大阪府保険医協会」議長　（二〇〇三年～二〇一一年）
「守口社会保障協議会」会長　（二〇〇四年～二〇一九年）
「新日本歌人協会」会員　（二〇一七年～）
短歌結社「白珠」同人　（二〇二一年～）

著　書：『あなたにカルテを差し上げます』　一九九五年　株式会社エピック
『橋本クリニック物語』　一九九七年
『わたしがカルテを渡す理由』　一九九八年　株式会社エピック
詩　集：『すろおむ』　一九六八年
『生きること　と　死ぬこと　と』　二〇一二年
歌文集：『出かける医療』　二〇一九年

著者紹介

橋本 忠雄（はしもと　ただお）

1943 年　大阪府生まれ

1968 年　大阪大学医学部卒業後、耳原総合病院をへて国立泉北病院神経内科勤務。

1975 年　ロンドン留学、78 年大阪府守口市にて内科・神経内科の橋本クリニックを開業。

著書：『あなたにカルテを差し上げます』（1995 年）『私がカルテを渡す理由』（1998 年）いずれも株式会社エピック刊。詩集『生きること　と　死ぬこと』、歌文集『出かける医療』など。

患者が変わる　医療が変わる　地域が変わる

——ある脳神経内科医の挑戦——

2023 年 7 月 15 日　第 1 刷発行

著　者　橋本忠雄

発行者　黒川美富子

発行所　図書出版　文理閣

京都市下京区七条河原町西南角〒600-8146

TEL（075）351-7553　FAX（075）351-7560

http://www.bunrikaku.com

印刷所　モリモト印刷株式会社

ISBN978-4-89259-934-7